Heike Führ wurde 1962 in Mainz geboren, ist verheiratet und hat 2 erwachsene Kinder und Schwiegerkinder - seit sechs Jahren lebt Seelenhund Smiley bei ihr und ihrem Mann.

Sie ist seit 1994 an Multiple Sklerose erkrankt und führt zur Information darüber eine Webseite, sowie eine gleichnamige sehr lebendig laufende Facebook-Seite. Sie ist mittlerweile eine routinierte und erfolgreiche Bloggerin und arbeitet für mehrere Projekte.

Als Autorin hat sie bereits 17 MS-Begleitbücher, 2 Kinderbücher, ein „Glücks-Buch" und ein „Freundschafts-Buch", sowie Kochbücher, u.a. „LOW CARB für UNTERWEGS" geschrieben.

Heike Führ ist ausgebildete Erzieherin mit vielen pädagogischen und psychologischen Fort- und Weiterbildungen mit dem Schwerpunkt „Pädagogische Psychologie". Sie belegte auch mehrere Kurse für „Yoga mit Kindern". Diese intensive Zeit und ihr pädagogisches Wissen prägen auch ihr Schreiben.

Seit gut 2 Jahren nimmt sie täglich CBD-Öl ein und ist begeistert davon.

http://multiple-arts.com/

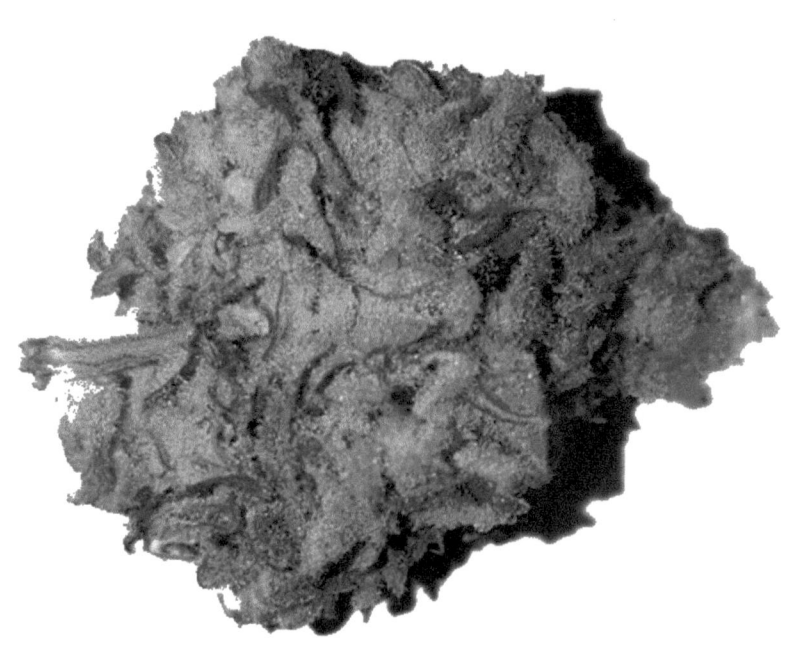

Heike Führ

HANF –
Erfahrungen
mit legalem CBD!
Infos rund um Cannabidiol,
Cannabis & THC
Hanf als legale Medizin

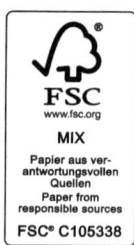

>HANF –Erfahrungen mit legalem CBD!<

© 2019 Heike Führ

Originalausgabe April 2018

2. Auflage September 2019

© 2019 Herstellung und Verlag:

BoD – Books on Demand, Norderstedt

ISBN: 9783752817270

© 2018/2019 Satz, Layout: Heike Führ

Cover-Foto: Heike Führ

Bibliografische Information der Deutschen Nationalbibliothek: Die Deutsche Nationalbibliothek verzeichnet diese Publikation in der Deutschen Nationalbibliografie; detaillierte bibliografische Daten sind im Internet über http://dnb.de abrufbar. Printed in Germany

INHALTSVERZEICHNIS

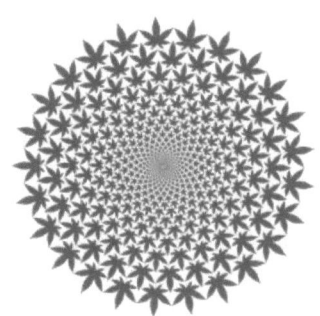

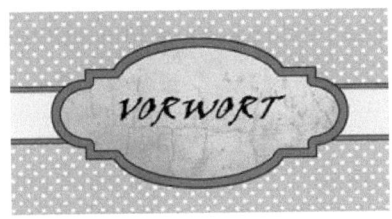

Liebe Leser,

ich nehme mich gerne und voller Elan des Themas „Cannabis" an.

Da ich seit einem Jahr CBD zu mir nehme, berichte ich hauptsächlich über den nicht-high-machenden Gebrauch der Heilpflanze, aber natürlich finden sich auch Infos über THC im Buch wieder.

Dieses Buch ist KEIN fachliches medizinisches Buch, sondern es geht um meine Erfahrungen mit CBD und diese unterlege ich mit Recherchen rund um CBD.

Kurz zu meiner Vorgeschichte: Ich bin seit 1994 an Multipler Sklerose erkrankt und führe seit 2012 einen lebendig verlaufenden MS-Blog (www.multiple-arts.com) und vor allem die sehr lebhafte Facebook-Pendant-Seite dazu.

Außerdem habe ich viele MS-Begleitbücher und auch Bücher zu anderen Themen geschrieben – das heißt, ich habe sehr viel Kontakt zu chronisch Kranken und deren Angehörigen.

Ich wurde durch einen schwerbehinderten jungen Mann mit MS auf „Hanf-Öl" aufmerksam gemacht, da er meinen MS-Blog verfolgt und gelesen hatte, dass mich bei meiner Form der MS vor allem die abnorme Erschöpfung und Erschöpfbarkeit (Fatigue) sowie Schlafmangel außer Kraft setzen. Er hatte die Erfahrung gemacht, dass das Hanf-Öl gegen Fatigue hilft - und auch beim Einschlafen. Da mich diese beiden Symptome sehr stark belasteten, hörte ich mir seine Ausführungen gerne an.

Aber ich gebe zu: Meine Angst, ich würde etwas „Illegales" konsumieren oder gar „high" davon werden, hat mich tief bewegt und so machte ich mich, gemeinsam mit meinem Mann, im Internet auf die Suche nach der Wirksamkeit. Wir recherchierten und forschten nach, hinterfragten viel und lasen Nächte lang durch - und waren uns nach einiger Zeit sicher:

➢ CBD ist legal und macht weder abhängig noch high!

JUHU, wir waren einen Schritt weiter. :)

Aus lauter Sorge bestellte ich mir aber erst einmal einen Hanf-Tee! Als ich ihn ordnungsgemäß zubereitete und ihn trank, war ich super gespannt. Und was passierte? NICHTS! :)

Ich probierte verschiedene Arten des Aufbrühens und auch unterschiedliche Dosierungen aus: Es passierte einfach GAR NICHTS! Aber immerhin wusste ich nun, dass zwar keine positive Wirkung eintrat, aber auch keine negative!

Der nette MS`ler schickte mir dann einen Link und so bestellte ich voller Aufregung mein erstes Hanf-Öl. Dem liebevollen Spott meiner Familie war ich ausgesetzt und war froh, dass mein Enkelchen noch ein Baby ist und nicht etwa erzählen konnte, dass ihre Oma nun „kiffen" würde. ;)

An den Reaktionen im Freundeskreis und auch in MS-Kreisen (beispielsweise MS-Gruppen auf Facebook) konnte ich sehen, dass „Hanf" ein heißes Thema ist.

Todesmutig also erwartete ich die Ankunft des Öles und noch todesmutiger öffnete ich das Päckchen. Ich roch daran und muss sagen: Igitt – es riecht und schmeckt fürchterlich. ABER: Heute, nach über einem Jahr Einnahme, ist mir der Geschmack egal. Die Wirkung zählt! Aber der Reihe nach:

Ich nahm das Hanf-Öl abends ein, da ich erst einmal – nach vielen Erfahrungsberichten im Internet – eine Schlafförderung erhoffte.

Was mich in dieser Nacht allerdings erwartete (bei nur EINEM Tropfen des 5%igen Öles), übertraf all meine Erwartungen! :)

Ich war sooo wach, so hellwach und fidel, dass ich in dieser Nacht kein Auge zumachen konnte und ein komplettes Buch ausgelesen habe. Ich war wach, voller Energie – und schlaflos! Ich nutzte wirklich die komplette Nacht zum Lesen und stand morgens dann sehr früh auf. Das heißt also: Ein Tropfen CBD-Öl hinderte mich am Schlafen, aber ich fühlte mich erfrischt. Meine logische Schlussfolgerung war dann: Wenn es mich wach macht, könnte es mir ja auch gegen meine Fatigue helfen.

Ich war zwar etwas enttäuscht, dass mein sehr großes Schlafproblem nicht gelöst war, aber eine kleine Hoffnung stieg in mir auf.

Ich nahm dann vorsichtshalber ein paar Tage lang keine Tropfen mehr (um meinen Körper zu beruhigen) und suchte mir einen günstigen Tag aus, an dem ich nichts vorhatte, um die Tropfen morgens zu nehmen.

Gesagt, getan: 2 Tropfen des 5%igen CBD-Öls und ich wurde wacher und energetischer – und dies innerhalb von 20 Minuten. Ich erlebte damals ein dermaßen tolles Gefühl von ENERGIE, dass ich mich heute noch daran erinnere.

Ich habe seit 24 Jahren MS und die Fatigue zog in einem sehr schlimmen Ausmaß 2008 bei mir ein. Ich bekam auf Grund eines neuen Schubes eine Dauer-Fatigue, die mich wirklich so aushebelte, dass dieser Dauer-MÜDE-Zustand nur noch abartig und schlimm war. Darauf setzten sich täglich circa 5 Fatigue-Attacken, die mich zum sofortigen Hinlegen zwangen. Im Endeffekt musste ich eine Erwerbsminderungsrente beantragen, da ich nicht mehr fähig war, meinen Job auszuüben, geschweige denn länger als 2 Stunden am Stück „auf" zu sein. Mein Körper fühlt sich bei Fatigue extrem schwer an: Ich bin dann weder körperlich noch psychisch zu irgendetwas in der Lage. Liegen und Ruhen - mehr geht nicht. Das heißt also, dass meine Lebensqualität gleich null war und es mir in dieser Zeit wirklich erbärmlich ging. Nachdem (nach einem harten jahrelangen und sehr zähen Kampf) die Erwerbsminderungsrente endlich genehmigt wurde und ich mich Zuhause natürlich besser einteilen konnte, wurden die Fatigue-Attacken etwas weniger und vor allem nicht mehr ganz so heftig. Trotzdem musste ich bis vor einem Jahr, als CBD in mein Leben trat, manchmal ein dahinvegetierendes Leben führen – und das war alles andere als toll!

Ich erinnere mich noch daran als mein Enkelchen auf die Welt kam und ich Babysitten durfte: Ich lag manchmal „erschossen" neben diesem kleinen süßen Bündel auf der Couch und hoffte, dass es nun etwas ruhen würde – bis ich meine Fatigue-Attacke wieder überwunden habe. Das sind schreckliche Momente, die nicht nur dem ohnehin durch MS geschlauchten Körper schaden, sondern auch der Seele.

Nun also sah ich (CBD-) LICHT am Horizont - es keimte Hoffnung auf. Hoffnung auf etwas mehr Normalität, auf mehr Lebensqualität und vor allem auf etwas mehr Energie und Durchhaltevermögen.

T 1 der Einnahme war also erledigt.

Tag 2: Ich steigerte auf 3 Tropfen des 5%igen CBD-Öls und spürte weiterhin die energetische Wirkung.

Innerhalb von 2 Wochen steigerte ich mich auf 5 Tropfen und später dann auf 10 Tropfen. Heute nehme ich entweder 10 Tropfen des 5%igen Öls, oder 5 Tropfen des 10%igen Öls. Aber: Das sind nur Richtwerte und vor allem MEINE Richtwerte. Bitte beachten Sie immer die Hersteller-Angaben.

FAZIT:

Ich stellte also fest, dass mein Körper auf CBD-Öl zwar nicht mit Schlaf reagierte, aber dafür mit Wachheit und Energie – was mir im Endeffekt viel wichtiger ist. Ein Traum ging für mich in Erfüllung und deshalb bezeichne ich das Öl auch als „mein persönliches Wundermittel"! Ich nehme nach einem Jahr immer noch die gleiche Dosierung und bei Bedarf auch mittags und/oder nachmittags nochmal 5 Tropfen oder die CBD-Kapseln. Bei besonderen Anlässen wie Blogger-Workshops, Partys, Familienfesten oder Seminaren – also Situationen, in denen ich fit sein muss und durchhalten möchte, nehme ich noch mehr. Das muss im Endeffekt aber jeder für sich selbst feststellen und ausprobieren, denn jeder Körper reagiert anders.

Es ist gerade bei CBD immer wieder erstaunlich, wie unterschiedlich die Wirkungsweise ist. Manche Menschen berichten davon, dass sie deutlich schneller einschlafen und nun auch durchschlafen, andere haben die gleiche energetische Erfahrung gemacht wie ich.

Wieder anderen hilft es gegen Krämpfe, Schmerzen, Spastiken und so weiter. Manche spüren überhaupt keine Veränderung.

Für mich selbst steht fest: „Ohne mein CBD gehe ich nirgendwo mehr hin!" :)

Ist es nicht fantastisch, dass es eine für mich so einfache Möglichkeit gibt, die noch dazu einigermaßen bezahlbar ist? (In der Regel reicht ein Fläschchen 5%iges Öl einen Monat und kostet ca. 30 Euro).

Jahrzehntelang habe ich eine Möglichkeit gegen diese schreckliche Fatigue gesucht – und sie nun mit CBD für mich gefunden. :)

Viele MS`ler oder Schmerzpatienten konsumieren das erheblich teurere und (leider) illegale Cannabis. Hunderte Betroffene haben mir davon berichtet und sehen es als einzigen Ausweg, um sich ein möglichst normales und möglichst schmerzfreies Leben gestalten zu können. Manche (wenige) Patienten bekommen Cannabis auch auf Rezept verschrieben – aber das bleibt leider die Ausnahme. Das heißt für CBD: Wenn man es legal, ohne Nebenwirkungen, ohne Rauchen, ohne „Abhängigkeit" und „High-Gefühl" schafft, sich gleiche oder ähnliche Ergebnisse zu verschaffen, dann ist das doch einfach wunderbar! Ein HOCH auf CBD! :)

Und auch hier möchte ich noch einmal betonen, dass dies meine individuellen Erfahrungen sind und CBD keinen Arztbesuch ersetzt!

Ich bin auch kein medizinischer Fachmann – weder in Bezug auf MS, noch auf CBD! Ich bin ein sehr gut informierter chronisch Kranker und möchte mein Wissen und meine Erfahrungen weitergeben.

Ich werde Ihnen noch ein paar Links mitgeben. Ich selbst habe auch viele Artikel über CBD veröffentlicht, sowie für YouTube-Videos erstellt. Vielleicht möchten Sie sich auch dort umschauen und somit einen noch umfassenderen Einblick rund um CBD erhalten.

Des Weiteren werde ich Ihnen meine Recherchen mit Quellenangabe kenntlich machen, denn da ich medizinischer Laie bin, möchte ich nicht die Gefahr eingehen, etwas unwissend falsch darzustellen. Betrachten Sie also diese Erkenntnisse aus meinen Recherchen als sinnvolle Zusammenfassung – und möglichst einfach erklärt.

Ich entnehme viele fachliche Infos der informativen und unabhängigen Webseite CBD-Ratgeber (cbdratgeber.de). Da ich für diese Webseite selbst schon einen Artikel mitverfasst habe, stehe ich in guter Verbindung zu ihnen und durfte in Absprache auch Passagen aus ihrem tollen Fundus entnehmen. Diese sind natürlich immer gekennzeichnet!

Ganz viel Freude mit dem Buch, meinen Erfahrungen und Recherchen, sowie vielen wissenschaftlichen Berichten!

Heike Führ

2. Vorwort (August 2019)

Liebe Leser,

vielleicht kennen Sie ja bereits die erste Auflage meines Buches.

Da ich mittlerweile so viele weitere Erfahrungen gesammelt habe und etliche Zuschriften von neuen CBD-Liebhabern bekam, möchte ich dieses Buch ergänzen. Außerdem erhalte ich so unglaublich viel dankbares Feedback zu meinen Berichten über die Hanf-Produkte von so unterschiedlichen Menschen mit verschiedenen Krankheiten und Symptomen, dass mich dies noch dazu bestärkt.

Ich habe inzwischen noch viele weitere CBD-Produkte ausprobiert und nehme nun auch ein 27%iges CBD-Öl morgens ein; über den Tag verteilt dann ein 10%iges Öl.

Ich habe im letzten Jahr einige wirklich schwere Schicksalsschläge erleben müssen und weiß einfach, dass ich es ohne CBD nicht geschafft hätte, diese so „gut" zu überstehen. Leider ist unter anderem auch mein Mann sehr schwer erkrankt und auch er nimmt das 27%ige CBD-Öl und es bekommt ihm äußerst gut.

Und interessant ist auch innerhalb meiner Familie, dass das CBD bei jedem anders wirkt. Mich macht es ja zum Glück sehr wach, was mir gegen meine schreckliche Fatigue (abnorme Erschöpfung und Er-schöpfbarkeit) hilft, meinen Mann macht es müde und er nimmt es abends zum Schlafen und zur Entspannung ein, wieder andere spüren erst einmal nichts, aber dann doch eine größere Gelassenheit und Ruhe. Bei einem guten Freund hat es schlechte Leberwerte wieder bereinigt und so könnte ich viele Erfolgsgeschichten erzählen. Sie spüren: noch immer ist meine Begeisterung da und wächst sogar stetig!

Viele Menschen nehmen es auch weiter, obwohl sie keine direkte Wirkung verspüren, weil es ihnen „irgendwie besser" mit dem CBD-Öl geht. Man weiß ja auch, dass es antientzündlich wirkt und noch weitere tolle Eigenschaften besitzt, so dass es auch Sinn macht, es einzuneh-men, ohne dass man krank ist oder direkt etwas verspürt. Ich halte es nicht für ein sogenanntes „Superfood", sondern ich erlebe am eigenen Leib wie sehr es hilft.

Ich berichtete ja auch schon von meinen neuropathischen einschie-ßenden Schmerzen: sie besserten sich im Laufe der Einnahme und nun sind sie fast ganz weg! Daran sehe ich auch, dass das Öl selbst nach langer Anwendung immer noch vielfältiger und spürbarer wirken kann.

Viele beschreiben die Wirkung des CBD-Öls als ein wohliges Gefühl, das sowohl körperlich als auch in Form von verbesserter Konzentration hilft und wieder mehr Tatkraft bringt.

Wenn man dieses Gefühl, diesen Zustand über längere Zeit verspürt, macht es auch MUT, immer mal etwas Neues auszuprobieren – man wird couragierter in kleinen Dingen, welche aber eine große Auswirkung haben können. So traue ich mir beispielsweise mittlerweile größere Spaziergänge mit meinem Hund zu – weil ich erfahren und erlebt habe, DASS ich es kann: Dank CBD! Diese neue Gelassenheit motiviert unendlich und tut somit Körper und Seele gut!

Beispielsweise spüre ich eine neue und erhöhte Aufmerksamkeit, was gerade bei meinen kognitiven Problemen auf Grund meiner MS ein Geschenk ist. Ebenso merke ich, dass ich mich nicht mehr so schnell aufrege und nicht mehr so nachtragend oder zappelig bin. So, als ob man einen besseren Überblick bekäme, abgemildert ohne Anspannung und Aufregung. Das sind oft Dinge, die mir erst im Nachhinein auffallen und auch dieses Empfinden gibt natürlich eine wertfreie Gelassenheit, die Stress aus dem Leben nimmt.

Auch kann ich Vieles tiefer empfinden, als ob meine positiven Gefühle und Erlebnisse nun deutlicher vorhanden sind.

Das heißt also zusammengefasst, dass das CBD bei mir eine neue innere Haltung erzeugt, die mich deutlich entspannter den Alltag bewältigen lässt - ohne dass mir etwas gleichgültig wäre, sondern einfach ruhiger und „cooler"! Ich bin gelöster und wacher, aber dennoch verfalle ich nicht in unwillkommene Hektik, sondern spüre viel eher mein „eigenes Tempo" und kann mich gelockerter diesem anpassen. Dies ist besonders bei meiner Erkrankung sehr wichtig, da selbst kleine Überforderungen zu Rückschlägen führen können.

Und somit kann ich noch einfacher auch das Positive in all meinem momentanen Drama sehen, in dem ich mich zurzeit befinde – ich werde mir und meiner Situation bewusster. Aber dies geschieht auf einer Ebene, die mich beflügelt oder auch einfach realistisch darauf blicken lässt, ohne mich eventuell in tiefe Verzweiflung zu stürzen .... Also hat es etwas Ausgleichendes und ich denke, dass es das ist, was ich am CBD so sehr liebe!

Das bedeutet ebenso, dass CBD eine neue Haltung und Wertfreiheit erschaffen, aber auch stärken und erhalten kann. Das kenne ich so ähnlich von Antidepressiva. Nur, dass CBD rein pflanzlich ist und auf so vielen Ebenen und vor allem ganzheitlich helfen kann.

Trotzdem halte ich es für wichtig, dass man nun nicht direkt auf all das Beschriebene wartet und sich damit dann stresst. Ich denke, Sie werden es selbst spüren, wenn Sie CBD einnehmen – vor allem, wenn Sie es über einen langen Zeitraum regelmäßig konsumieren.

Ich kann dies alles mittlerweile so ausdrücken, weil ich inzwischen seit über 2 Jahren täglich CBD einnehme. Und so gilt auch dieses Buch weiterhin nicht als ein medizinischer Ratgeber, sondern als ein Bericht mit durchaus erprobtem Umgang mit CBD, vielen Nachforschungen und zusammengefassten Erfahrungen!

Ich füge meine neuen Texte und Recherchen sowie weiterführende Links an den entsprechend sinnvollen Stellen ein, so dass Sie von einer noch größeren Erfahrungssammlung und auch von noch mehr Erfahrungsschätzen profitieren können.

Da ich kein Arzt bin, möchte ich mein Buch als Ratgeber und als eine Art Zusammenfassung meiner Recherchen (natürlich auch gegebenenfalls inclusive meiner Erfahrungen) betrachtet wissen. Deshalb verlinke ich auch auf manche Webseiten, damit Sie in Ruhe alles nachlesen können und auch Zugang zu den Original-Studien bekommen.

Mein Motto lautet auch weiterhin:

„Ohne mein CBD gehe ich nirgends hin!" :)

Und noch einmal zur Erinnerung:

- ➢ **CBD macht nicht high.**
- ➢ **Zugleich gilt das Öl aber als eines der stärksten Inhaltsstoffe der Pflanze.**

Und nun wünsche ich Ihnen viel Freude beim Lesen mit neuen und aufgearbeiteten Erkenntnissen.

Heike Führ

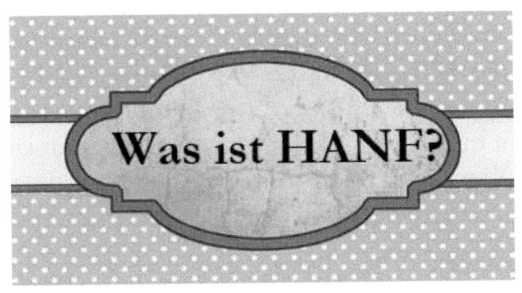

Hanf (Cannabis) ist eine Pflanzengattung innerhalb der Familie der Hanfgewächse. Hanf zählt zu den ältesten Nutz- und Zierpflanzen der Erde. Die einzelnen Bestandteile der Pflanze (Fasern, Samen, Blätter, Blüten) werden ungenauer Weise ebenfalls als Hanf bezeichnet. Aus diesen Pflanzenteilen können jeweils sehr verschiedene Produkte hergestellt werden: Seile (aus den Fasern der Stängel), Speiseöl (aus den Samen), ätherisches Öl (aus destillierten Blättern und Blüten) sowie Haschisch und Marihuana (aus getrockneten Blättern, Blüten und Blütenständen). Neben seiner Rolle als wichtiger nachwachsender Rohstoff für Textilindustrie und Bauwirtschaft wird Hanf daher sowohl als Rauschmittel wie auch als Arzneimittel verwendet. Ursprünglich war Hanf vermutlich in Zentralasien beheimatet. Da er durch menschliches Zutun seit Tausenden von Jahren immer weiterverbreitet wurde, lässt sich das natürliche Verbreitungsgebiet jedoch nicht mehr sicher genau eingrenzen. Heute ist Hanf fast weltweit in den gemäßigten bis tropischen Zonen zu finden, sowohl kultiviert als auch verwildert. (Quelle / Stand März 2018: https://de.wikipedia.org/wiki/Hanf)

- Reifer Hanfsamen besteht aus über 30% Öl.
- **Cannabis ist der wissenschaftliche Name des Hanfs.**

Zur Pflanzengattung des Cannabis gehören unterschiedliche Hanfarten und deren Untersorten. Es gibt Hanfarten, die auf Grund des enthaltenen THC eine berauschende Wirkung haben - beispielsweise der „Indische Hanf".

Dieser high-machende Hanf wird auch „Marihuana" genannt. Allerdings ist damit auch der Blütenstand der weiblichen Hanfpflanze gemeint, wenn dieser zerkleinert wurde.

Haschisch wird ebenfalls aus Hanf hergestellt. Um Haschisch zu gewinnen, wird das Harz der weiblichen Pflanze herausgepresst.

Der sogenannte Nutz-Hanf enthält kaum noch THC und macht deshalb auch nicht high. Nutz-Hanf findet man auch in Brötchen und Brot, in Müsli, als Öl und in Vogelfutter.

Wie viel CBD ist in Hanfblüten enthalten?

Meist schwankt das CBD zwischen 0,6 und 1 Prozent. Sorten mit 0,6 Prozent CBD oder weniger zeigen allerdings nur eine schwache - und jene mit 1 Prozent oder mehr eine sehr starke Wirkung.

Einige rein medizinische CBD-Sorten haben mittlerweile einen CBD-Gehalt von über 6 und mehr Prozent.

Was ist Cannabidiol (CBD)

CBD ist ein kaum psychoaktives Cannabinoid aus dem weiblichen Hanf (*Cannabis sativa / indica*). Medizinisch wirkt es entkrampfend, entzündungshemmend, angstlösend und gegen Übelkeit. Weitere pharmakologische Effekte wie z. B. eine antipsychotische Wirkung werden erforscht. Cannabidiol liegt – wie alle Cannabinoide – in der Pflanze überwiegend als Säure (CBD-Carbonsäure) vor. (Quelle /Stand März 2018: https://de.wikipedia.org/wiki/Cannabidiol)

CBD

CBD ist die Abkürzung für Cannabidiol, eine einzigartige Verbindung, die sich von Natur aus in Cannabis und Hanf befindet. Das heißt, CBD ist eine biomedizinische Abkürzung für Cannabidiol, welches wiederum zu den Cannabinoiden zählt und wird aus der weiblichen Hanfpflanze gewonnen. Durch einen speziellen Verdampfungsvorgang (CO_2 Methode) werden überschüssige Substanzen verdampft und danach herausgefiltert.

Wichtig zu wissen ist, dass CBD (im Gegensatz zu THC) nichtpsychoaktiv ist/wirkt!

Das heißt:

✓ **CBD macht weder „high", noch erzeugt es Halluzinationen oder ähnliche Rauschzustände.**

Marihuana enthält CBD - allerdings nur in sehr geringen Mengen. Marihuana gilt als sehr beliebtes medizinisches Heilmittel, da die darin enthaltenden Wirkstoffe vielversprechend sind. Interessant ist, dass jede Sorte ein anderes Verhältnis von Wirkstoffen enthält, so dass jede einzelne Sorte „Cannabis" auch für jeweils andere Bedürfnisse geeignet ist. Derjenige Wirkstoff, der für medizinische Zwecke am Interessantesten ist, ist das Cannabidiol, das als CBD bekannt ist.

CBD und THC sind wichtige Inhaltstoffe in Marihuana-Pflanzen. Wenn es um Marihuana geht sind THC-reiche Sorten recht zahlreich — jedoch sind hier Sorten mit einem hohen CBD-Gehalt eher selten.

CBD steuert im Nervensystem die natürliche Reaktion des Körpers auf Schmerzen, Angst und Stress und so weiter. Es heißt ebenfalls, dass CBD im Nervensystem sogar Entzündungen vermindert und Schmerzen ausgleicht. CBD wirkt vor allem auf die sogenannten CB1-Rezeptoren des Gehirns und zwar so, dass es sie vor Aktivierung schützt. **Damit beruhigt es praktisch das Nerven- und Immunsystem.** Das ist auch der Grund, weshalb CBD bei nervlichen und psychischen Problemen und Autoimmunkrankheiten hilft.

CBD ist unter anderem in Form von Öl, Kapseln, Liquid, Tee, Cremes erhältlich.

„Cannabidiol ist aber nicht nur als Hausmittel bekannt, sondern gilt in Fachkreisen als Geheimtipp und wird bei vielen verschiedenen Krankheiten und Therapien eingesetzt. Durch neue medizinische Auswertungen, internationale Studien und Experten-Wissen vieler Ärzte wird der Anwendungsbereich stetig erweitert. Wissenschaftliche und klinische Untersuchungen, zumeist aus den USA, zeigen ein Heilungs- oder Schmerzlinderungspotential bei Arthritis, Diabetes, Alkoholproblemen, Depressionen, Schizophrenie, Epilepsie, chronischen Schmerzen, Migräne, Multiple Sklerose, Krebs und viele weitere CBD-Therapien auf." (https://cbdratgeber.de/was-ist-cbd/)

Cannabinoide

Cannabinoide können sich in mannigfachen Bereichen unterscheiden. Sie bestehen aus unterschiedlichen Verbindungen und lösen somit auch verschiedene Mechanismen im Organismus aus.

„Cannabinoide sind Transformationsprodukte (…), die hauptsächlich in der Hanfpflanze (*Cannabis sativa* bzw. *Cannabis indica*) gefunden wurden. Die Hanfpflanze C. sativa enthält 113 Phytocannabinoide aus der Gruppe der Terpenphenole, die bisher in keiner anderen Pflanze entdeckt wurden. Das am meisten untersuchte Cannabinoid ist Tetrahydrocannabivarin (Δ^9-THC). Cannabinoid-Säuren als Vorläufer neutraler Cannabinoide waren in den 1950er-Jahren wegen ihrer antibiotischen Wirkung bekannt und wurden z. B. in der Tschechoslowakei in der Tiermedizin eingesetzt. Cannabidiol (CBD), ein weiteres wenig psychoaktives Cannabinoid, wird wegen seiner entzündungshemmenden, antischizophrenischen und anti-epileptischen Eigenschaften untersucht." (Quelle / Stand März 2018: https://de.wikipedia.org/wiki/Cannabinoide)

CBD – Die Geschichte von Cannabidiol

Durch eine Gruppe von Chemikern der Universität in Illinois bekam CBD 1940 eine neue Wichtigkeit. Denn sie isolierten zum ersten Mal aus einem Pflanzenextrakt Cannabidiol (CBD). 1940 wurde dann auch dementsprechend ein Artikel veröffentlicht - aber das Molekül wurde als „giftig" klassifiziert. Daraus schlossen die Wissenschaftler leider, dass es im menschlichen Körper keine positive Wirkung entfaltet. Aber immerhin war dies ein wichtiger Schritt in der Geschichte des CBD.

Heute weiß man, dass dieses Molekül bei der Behandlung vieler gesundheitlicher Beschwerden (wie beispielsweise bei Symptomen von Epilepsie, Alzheimer oder Schizophrenie) Anwendung finden kann. Selbst zu Beginn des 20. Jahrhunderts wusste man noch nicht so genau, aus welchen Bestandteilen und Wirkstoffen sich die Pflanze „Cannabis Sativa" zusammensetzt. Eigentlich kaum nachvollziehbar, denn sie wurde ja schon seit Jahrhunderten zu medizinischen (und auch zu vergnüglichen) Zwecken eingesetzt.

1963 endlich – dann gelang es nämlich dem Chemiker Raphael Mechoulam, von der Hebräischen Universität in Jerusalem, die chemische Zusammensetzung zu ermitteln und die genaue Molekülstruktur festzulegen. Und ein Jahr später gelang seiner Forschungsgruppe ein weiterer Erfolg, indem sie zum ersten Mal THC isolierten und die beiden cannabinoiden Verbindungen synthetisierten. Nun also war der Weg frei zur Eroberung weiterer Untersuchungen und zur Erforschung der medizinischen Wirkungen der Bestandteile von Marihuana.

Jetzt nahm die Entwicklung ihren Lauf und in den 70iger Jahren startete der Beginn der Erforschung medizinischer Wirkungen von CBD.

1973 entdeckte ein brasilianisches Forscherteam dann, dass CBD bei Tieren durch Epilepsie ausgelöste Konvulsionen verringert oder sogar verhindert. Das war natürlich ein Meilenstein, zumal später dann dieser Nutzen auch beim Menschen nachgewiesen werden konnte.

Allerdings war die Beweislage immer noch sehr schwach, auch wenn man nach und nach weitere positive Eigenschaften des CBD feststellte (wie zum Beispiel, dass die Einnahme von CBD die von der Chemotherapie ausgelöste Übelkeit lindern kann).

Leider verebbte die positive Aufregung rund um das CBD dann für einige Jahre, auch wenn immer wieder Studien durchgeführt wurden.

Unter anderem stellte man fest, dass CBD zur Behandlung von Psychosen und Angststörungen sinnvoll eingesetzt werden kann.

Offiziell wurde CBD jedoch bis 1995 nicht Menschen verabreicht. Trotzdem wurde festgestellt, dass es Testpersonen nach der Behandlung mit Cannabidiol erheblich besser ging.

Die Zeit ab 1988 war dann nochmal wichtig, denn endlich wurde das medizinische Potenzial von Cannabis erkannt und auch ernster genommen. In diesem Jahr dann entdeckten Wissenschaftler etwas Wesentliches: Nämlich das „Endocannabinoid-System" - das heißt, sie entdeckten die Rezeptoren für Cannabinoide, die sich im Nervensystem befinden. Diese besondere und beachtliche Entdeckung war zum Glück die Basis für weitere Studien in verschiedenen medizinischen Fachbereichen.

Es folgten Studien zum Thema „Wirksame Antioxidationsmittel", oder „Neuroprotektive Wirkung". Dies vergrößerte natürlich das Spektrum und somit auch das Interesse – von Wissenschaftlern und Ärzten ebenso, wie von „Patienten" und auch Gesetzgebern. Kontroverse Diskussionen gingen los – und manche Themen, wie Legalisierung von Cannabis, sind bis heute noch nicht in allen Ländern ausdiskutiert und erhitzen die Gemüter.

Weitere Studien ab der Jahrtausendwende fokussierten sich dabei besonders auf die entzündungshemmende und beruhigende Wirkung von CBD, sowie auf seine Wirkung auf die Zellen des Immunsystems. Es wurden spezielle Krankheitsverbesserungen in Bezug auf CBD erforscht, wie beispielsweise Rheuma, chronische Schmerzen, Nervenkrankheiten, Epilepsie, Angststörung, Schizophrenie, Herz-Kreislauf-Erkrankungen und Krebs.

Zum Glück finden immer weitere Studien statt – denn manche Pioniere lassen sich nicht durch die rechtlichen Einschränkungen abhalten, weitere wichtige BEWEISE für die tolle Wirkungsweise von Cannabis zu sammeln und zu veröffentlichen. Wir dürfen die Hoffnung nicht aufgeben, dass die medizinische Wirkung als „definitiv" deklariert und anerkannt wird.

Wie wirkt CBD?

CBD ist der wichtigste Wirkstoff in der Hanf-Pflanze, der ein breites medizinisches Wirkungsspektrum aufweist!

Reines CBD-Öl kann viel: Bei fast allen Menschen löst es positive Stimmungsauftriebe aus, steigert das Energieniveau im Alltag, entspannt und macht gelöster. Und das alles legal (CBD Öl ist laut EU-Richtlinien ein legales Nahrungsergänzungsmittel, solange der THC-Gehalt unter 0,2 mg pro Gramm ist). Deshalb begeistert mich das CBD auch so sehr!

Cannabidiol wirkt entzündungshemmend, denn es verhindert die Bildung des Stoffes, der eine Entzündung hervorruft. Außerdem aktiviert und steigert es im Nervensystem die natürliche Reaktion des Körpers auf Schmerzen, Stress und Angst (Interaktion von CBD mit den Cannabinoid-Rezeptoren im Körper). Des Weiteren senkt CBD den Schwellenwert für Krampfanfälle und hilft somit bei der Entkrampfung mit. Das CBD wirkt dabei sogar präventiv und lindert natürlich auch die Symptome.

Da CBD auch antibakteriell, immunsuppressiv, angstlösend und antipsychotisch wirkt, schafft es eine Basis der ENTspannung, ohne dabei zu Lethargie zu führen.

In Hanfsamen sind viele Antioxidanten enthalten. Das bedeutet, dass Hanfsamen in der Lage sind, die gefährlichen „freien Radikale" zu neutralisieren. Das ist wichtig, gerade bei chronischen Erkrankungen, denn diese freien Radikale können unter anderem Zellschäden verursachen. Auch MS zählt zu den Krankheiten, die durch freie Radikale bedingt sein können. Und gerade die so wichtigen Vitamine wie B2 und E sind in Hanfsamen ebenso enthalten, wie Omega-3-Fettsäuren, sowie die bei MS positiv diskutierten Gamma-Linolsäuren. Des Weiteren finden sich Aminosäuren und Mineralstoffe darin. Besonders die Omega-3-Fettsäuren schützen ja die Nervenzellen vor Oxidation und Degeneration – das heißt, sie liefern genau das, was wir bei Krankheiten wie MS benötigen.

Noch dazu ist Hanf ein „Eiweißwunder"! Es ist gesund und trägt zum Muskelaufbau bei und hilft auch – im weitesten Sinne – gut gegen Stress.

Was ist Cannabis?

Cannabis ist der lateinische Name für Hanf. Die Hanfpflanzen werden auch als „Cannabis sativa", „Cannabis indica" oder „Cannabis ruderalis" bezeichnet. Als „Cannabis" im Zusammenhang mit Drogen wird „Marihuana" oder „Haschisch" verstanden. Wenn man derzeit vom „Cannabis in der Medizin" spricht ist „Dronabinol" gemeint.

Zum ersten Mal wurde Cannabis als Heilpflanze in einem chinesischen Lehrbuch über Botanik und Heilkunde vor rund 4.700 Jahren erwähnt. Und auch in Assyrien und Ägypten wurde Hanf als Heilpflanze angewendet. Dies vor allem als Schmerz- und Schlafmittel.

Außerdem ist Cannabis auch in der ayurvedischen Medizin Indiens in Gebrauch.

Aber nicht nur als reine Heilpflanze wurde Cannabis benutzt, sondern auch zum Kochen. So finden sich beispielsweise in europäischen Koch- und Kräuterbüchern noch aus der Zeit des Mittelalters Aufzeichnungen. Unter anderem wurden damit auch entzündliche (wie rheumatische und bronchiale) Beschwerden gelindert.

Im 19. Jahrhundert waren Cannabis-Präparate als Schmerzmittel in Europa und auch USA weit verbreitet.

Auch heute weiß man, dass Cannabis ein breites und vielfältiges therapeutisches Spektrum hat. Über die Legalität wird heiß diskutiert.

Was ist Tetrahydrocannabivarin?

Tetrahydrocannabivarin (THCV) ist ein Cannabinoid. Es hat eine ähnliche Grundstruktur wie Tetrahydrocannabinol (THC).

Was ist das Endocannabinoid-System?

Um umfassend informiert zu sein, müssen wir das Endocannabinoid-System noch kurz beleuchten, zumal man zwangsläufig darauf stößt, wenn man umfassend über CBD recherchiert.

Das Endocannabinoid-System ist Teil des menschlichen Nervensystems und wird auch als „endogenes" (Prozesse, die im Körper stattfinden und nicht auf äußere Einflüsse zurückgehen) Cannabinoid-System bezeichnet. Die Endocannabinoid-Rezeptoren sind im ganzen Körper zu finden und je nach ihrer Lage haben sie eine jeweils andere Wirkung auf den Organismus. Das Nervensystem ist für das CBD deshalb eine gute Basis um seine Wirkung im menschlichen Organismus voll entfalten zu können.

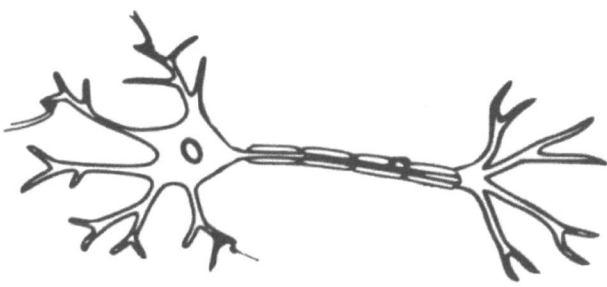

Das Endocannabinoid System lässt sich durch chemische und auch pflanzliche Substanzen beeinflussen – sowohl positiv als auch negativ.

„Zentrale Bestandteile sind die Cannabinoid-Rezeptoren CB1 und CB2 sowie körpereigene Cannabinoide bzw. Endocannabinoide, die an den Rezeptoren binden und diese aktivieren. Wird Cannabis konsumiert, bindet der Wirkstoff THC ebenfalls an Cannabinoid-Rezeptoren und entfaltet so seine Wirkung." (Angelehnt an und weitere Infos: https://www.drugcom.de/?id=drogenlex&sub=5&idx=248)

CB1 Rezeptor: ist zuständig für die Vernetzung unseres Nervensystems, sowie auch für die Regulierung unseres Schmerzempfindens.

CB2 Rezeptor: ist zuständig für die Steuerung des Immunsystems.

Rezeptoren befinden sich im Gehirn, im Nervensystem, in Organen, Drüsen, im Verdauungstrakt, der Haut und Geweben. Die wichtigsten Rezeptoren sind jene im Gehirn und im Immunsystem. Cannabinoide aus der Cannabis-Pflanze können sich an diese Rezeptoren binden, um die Art und Weise zu verändern, wie der Organismus funktionieren soll.

✓ **Beide Rezeptoren sind deshalb lebenswichtige Bausteine in unserem komplexen Nervensystem und durch Mangelerscheinungen der Botenstoffe in unserem Nervensystem können leider Krankheiten entstehen. CBD hilft diesen Rezeptoren, dass sie stärkere Signale (Botenstoffe) senden können.**

Was ist THC?

Tetrahydrocannabinol (THC) ist eine psychoaktive Substanz, die zu den Cannabinoiden zählt.

Die bekannteste natürliche Quelle für Cannabinoide ist mit bis zu 80 % das Harz der Cannabispflanze.

THC ist das am Häufigsten in der Cannabispflanze vorkommende Cannabinoid. Da es eine berauschende Wirkung hat, wird THC deshalb als psychoaktiv eingestuft. Vor allem kann die Art und Weise der Wirkung individuell unterschiedlich ausfallen. Meistens allerdings werden folgende Wirkungsweisen genannt: Euphorie, Entspannung, Müdigkeit. Das Besondere allerdings an THC ist, dass es stark schmerzlindernd wirken kann. Deshalb wird es auch von so vielen Schmerzpatienten (oft illegal) konsumiert.

Da es rechtlich als Betäubungsmittel eingestuft wird, ist der Besitz und Verkauf illegal.

Gewonnen wird THC hauptsächlich aus der Hanfpflanze (Cannabis). Besonders reich an THC sind hierbei die unbefruchteten weiblichen Blütenstände (etwa 6 bis 20 %), der THC-Gehalt der übrigen Pflanzenteile ist weit geringer (knapp 1 %). In den Samen der Pflanze ist gar kein THC enthalten. Die Blätter nahe der Blüte enthalten etwa 5 bis 6 % THC. Männliche Pflanzen haben im Unterschied zu weiblichen einen sehr geringen THC-Gehalt.

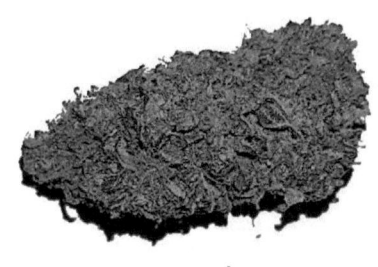

Konsumformen von Cannabis

Sofern THC durch Cannabis-Konsum aufgenommen wird, ist die häufigste Konsumform das Rauchen von Haschisch oder Marihuana - pur oder gemischt mit Tabak als Joint. Häufig wird THC-haltiges Material auch mit Hilfe des speziellen Rauchzubehörs wie Bongs und Pfeifen geraucht oder mit dem Vaporizer verdampft und inhaliert." (Quelle / Stand März 2018: https://de.wikipedia.org/wiki/Tetrahydrocannabinol)

THC ist der psychoaktive Hauptwirkstoff in Cannabis und ist deshalb auch ein außerordentlich gut erforschter Bereich. So weiß man, dass durch die Interaktion von THC mit dem Gehirn Dopamin ausgeschüttet wird.

In der Regel hält die Wirkung von THC für circa 2 Stunden an und sie setzt meist innerhalb von 10-30 Minuten nach der Einnahme ein.

Was ist CBDS?

CBDS steht als Abkürzung für Cannabidiolsäure und wird aus jungen nicht erblühten Hanfpflanzen gewonnen.

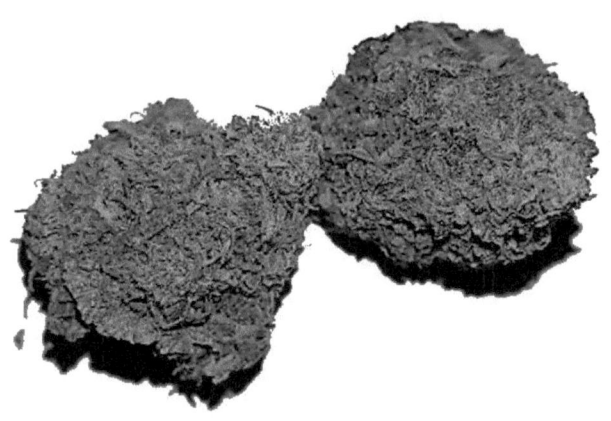

Was ist der Unterschied zwischen CBD-Öl und THC-Öl?

Bei dem Öl mit dem Cannabinoid **THC** (oder auch: Haschisch-Öl, Cannabis-Öl) handelt es sich um eine Verbindung, die **psychoaktiv und berauschend** wirken kann.

CBD-Öl ist ein Oberbegriff für Öle, die aus Faserhanf hergestellt werden und kein THC enthalten. Es ist ein zusammengesetztes Öl, das immer CBD (Cannabidiol) enthält. Aber es können auch andere Cannabinoid-Sorten darin enthalten sein. Oft wird das CBD-Öl mit Oliven- oder Hanfsamen-Öl verdünnt, um die Handhabung der Dosierung und um den Geschmack zu verbessern. CBD hingegen löst kein Rauschgefühl aus, besitzt aber unzählige andere Wirkungsweisen auf den Körper.

Man darf diese beiden Öle nicht miteinander verwechseln, denn jedes der Öle hat seine eigene Wirkung und auch jeweilige Nebenwirkungen.

In der Cannabis-Pflanze sind über 480 bekannte Wirkstoffe enthalten, wovon circa 80 ausschließlich in Cannabis zu finden sind (= die sogenannten „Cannabinoide"). Diese interagieren mit verschiedensten Rezeptoren im menschlichen Körper und können daher zahlreiche Prozesse - insbesondere im Gehirn und Nervensystem - beeinflussen oder initiieren.

→ Die zwei am häufigsten vorkommenden Cannabinoide sind **THC und CBD.**

Das reine CBD-Öl hat keine euphorisierende Wirkung und ist deswegen in einigen Ländern auch völlig legal.

Cannabis-Öl hat einen deutlich höheren THC-Gehalt und macht somit „high" und hat eine euphorisierende Wirkung.

CBD-Öl darf laut Gesetz nur einen THC-Anteil von unter 2% haben.

→ CBD-Öl ist ein Hanfextrakt aus legalen Hanfsorten und enthält eine Mischung heilsamer Cannabinoide. (Insbesondere CBD – Cannabidiol).

Das Tolle ist sogar, dass CBD der psychoaktiven Wirkung von THC entgegenwirken kann. Studien haben gezeigt, dass eine Überdosis THC durch die Gabe von zusätzlichem CBD neutralisiert werden kann.

✓ Der **klare Unterschied** zwischen CBD und THC liegt also erstens in deren **Wirkungsweisen** und zweitens auch in ihrem **legalen Status**. (In der Medizin wird oft die kombinierte Nutzung beider Stoffe empfohlen).

Ist CBD medizinisch wertvoller als THC – oder umgekehrt?

Das hängt sicherlich von dem jeweiligen Patienten und seinem Krankheitsbild ab. Es gibt vielleicht Krankheiten, bei denen das THC wichtig ist. Nicht umsonst rauchen viele Schmerzpatienten Cannabis und schwören auf das THC.

Für mich war klar, dass ich keinen „Rausch" möchte und somit hat sich das CBD bei mir wunderbar bewährt gemacht. (Aber das muss sich ja auch nicht unbedingt ausschließen).

Kann CBD auch synthetisch erzeugt werden?

Cannabidiol wurde erstmals von Raphael Mechoulam und seinem Team in Israel synthetisiert. Es ist chemisch möglich, aus CBD durch das Schließen eines „offenen Ringes" THC zu gewinnen.

CBD Dosierung

Wie bei jedem anderen Nahrungs-Ergänzungsmittel auch, muss die Dosierung stets angemessen gestaltet werden.

Ich kann nur empfehlen es in aller Ruhe auszuprobieren. Denn mein Körper ist das beste Beispiel: Mit der Absicht und der Hoffnung auf besseres Einschlafen lag ich die erste Nacht nach der Einnahme wach. Das heißt, ich habe die abendliche Einnahme auf morgens verschoben. Andere berichten genau das Gegenteil. Ebenso verhält es sich mit der Dosierung. Es ist sicher immer sinnvoll langsam zu starten und sich dann eventuell - wenn nötig - hoch zu „arbeiten". Zudem ist es immer wichtig mit einzukalkulieren, warum man überhaupt CBD nimmt – das heißt, welche Beschwerden oder welche Krankheit dahinterstecken und in welcher körperlichen Konstitution man ist. (Eventuell kann sogar das Alter eine Rolle spielen). Man muss es wirklich ausprobieren – und zwar den Zeitpunkt der Einnahme und die Dosierung. Dann sollte man genau beobachten, was es mit dem eigenen Körper macht: Wird man eher wacher davon oder müde? Mit der Zeit wird man herausfinden was individuell für einen selbst gut ist.

Aber wissenschaftliche Studien sagen Folgendes: Die jeweilige Wirkung hängt davon ab, wie hoch der CDB-Anteil des jeweiligen Produkts ist. Ist der CDB-Anteil eher niedrig, wirkt der Stoff eher anregend – ein hoher CDB-Anteil wirkt dagegen eher beruhigend. (Und bei mir ist dies beispielsweise nicht so!).

Allerdings muss man auch das ausprobieren, da wirklich jeder Körper völlig unterschiedlich reagieren kann.

CBD Einnahme:

Es wird empfohlen das CBD-Öl unter die Zunge zu träufeln oder mit einem Teelöffel entsprechend einzunehmen. Denn über die Schleimhaut des Mundes, vor allem unter der Zunge, nimmt das CBD direkt die Verbindung mit dem Körper auf. So kann es über die Schleimhaut in den Blutstrom übertragen werden. Unter der Zunge gibt es viele Kapillare, die diesen Bereich dadurch sehr ideal für die Einnahme von Medikamenten machen. Und da es somit einen direkten Zugang zum Blutkreislauf gibt, werden viele flüssige Medikamente auch unter der Zunge appliziert. (Homöopathische Mittel ebenso). Deshalb ist es natürlich besser (auch trotz des nicht so leckeren Geschmacks) nichts direkt hinterher zu trinken. Aber wenn es ohne das geschmacksneutralisierende Getränk nicht geht, ist es sicherlich auch kein Weltuntergang. Allerdings: Wenn man das Öl einfach nur herunterschluckt (ohne es unter der Zunge zu halten), wird ein Teil des CBD-Gehaltes durch die Säure im Magen abgebaut. Dies wiederum reduziert die Menge. Deshalb kann man wirklich, wenn man das CBD-Öl unter der Zunge verweilen lässt, das CBD maximieren.

Die CBD-Kapseln schmecken nicht ganz so extrem, aber ganz geschmacksneutral sind sie auch nicht.

Hochwertige Gelkapseln passieren den Magen bevor sie abgebaut werden, so dass das CBD darin direkt durch den Dünndarm absorbiert zu wird - was den Abbau minimiert.

Ich muss für mich ganz ehrlich sagen, dass das Öl zwar (je nach Hersteller nochmals unterschiedlich) wirklich nicht gut schmeckt, aber diese paar Sekunden, die ich es unter der Zunge behalte, stören mich nicht so sehr, da der Nutzen des CBD-Öls für mich einfach so enorm ist. Diese kurze Zeit halte ich gerne aus und gewinne dafür tausendfach mehr Lebensqualität. :)

Eine weitere Möglichkeit CBD zu nutzen, ist beim Zubereiten von Speisen. Das gilt vor allem für jene Nutzer, die die oben aufgeführten Optionen der Einnahme nicht mögen! Man kann Hanf den Lebensmitteln hinzuzufügen. Wenn es mit der Nahrung aufgenommen wird, kann ein höherer Anteil an CBD den Magen passieren und absorbiert werden, als wenn es alleine für sich eingenommen wird. Es stellt eine weitere sinnvolle Alternative dar, um einfach und schnell zu dosieren.

Dann gibt es noch die äußere Anwendung, beispielsweise in Form von Cremes. CBD hält nach vielen Angaben die Haut jung und elastisch und wirkt auch hier antientzündlich und offensichtlich auch antibakteriell.

Ich habe einen Lippenpflegestift mit Hanf getestet und gerade im Winter bei manchmal rauen Lippen hat er mir gute Dienste geleistet!

Was passiert bei einer Cannabidiol Überdosis?

„Eine Überdosis CBD im klassischen Sinne kann nicht erwartet werden. Zwar ist es möglich, quasi „zu viel" CBD zu nehmen und somit den Sachverhalt einer „Überdosierung" zu erfüllen, jedoch sind selbst bei solch einer CBD-Überdosis bisher keinerlei negative Effekte bekannt. Einige wenige Anwender die aus Testgründen erhöhte Dosen an CBD einnahmen, beklagten lediglich eine geringfügig verstärkt auftretende Beruhigungswirkung, welche zu Müdigkeit führte.

Alles in Allem besteht grundsätzlich also keine Gefahr, zu viel CBD zu nehmen. Es kann lediglich passieren, dass man unnötig viel CBD zu sich nimmt und man somit keine effektsteigernde Wirkung mehr erzielt. Zu einer klassischen Überdosis kommt es aber in der Regel nie."

(https://cbdratgeber.de/cannabidiol/cbd-ueberdosierung/)

Hat CBD Nebenwirkungen?

Mein eigenes Beispiel der ersten Einnahme von CBD-Öl zeigt ganz deutlich, dass eventuell als Nebenwirkungen empfundene Symptome oftmals positive Wirkungen sind oder werden.

Wenn ich als Nebenwirkung also Schlaflosigkeit und Wachheit habe, dann kann ich das CBD einfach andersherum nutzen und mir daraus einen Vorteil verschaffen und es morgens nehmen – damit ich mehr Energie erhalte und WACH bin. :)

Das Ausprobieren des CBD-Öls heißt auch, dass man auf etwaige Nebenwirkungen achten sollte. Ich selbst habe KEINE Nebenwirkungen und kenne auch niemanden aus meiner Community, der welche hätte, aber es gehört hier dazu, mögliche Symptome zu erwähnen.

Immerhin bleiben die Nebenwirkungen meist nur solange, bis der Körper sich an das CBD gewöhnt hat. Die positiven Effekte wiederum zeigen sich ziemlich bald.

→ Der folgende Artikel ist mit freundlicher Genehmigung komplett dem cbdratgenber.de entnommen: https://cbdratgeber.de/cannabidiol/cbd-nebenwirkungen/

Hat CBD Nebenwirkungen?

„CBD-Produkte werden in der Regel **als Nahrungsergänzungsmittel** oder als **Unterstützung bei medizinischen Problemen** angewendet. Bei den Anwendern stellt sich daher selbstverständlich zu Beginn die Frage: **Hat CBD Nebenwirkungen?** Und wenn ja, welche? Da der Anwendungsbereich von CBD breit gefächert ist, ist es wichtig dieser Frage nachzugehen und genau über eventuelle unerwünschte Effekte zu berichten.

Cannabidiol (CBD) kann bei verschiedensten Beschwerden hilfreich sein. Es wird zur **Entspannung** genutzt, zur **Erleichterung des Schlafes**, zur **Appetitzügelung** und zu vielem mehr. Um mehr über mögliche Nebenwirkungen von CBD erfahren zu können muss daher zunächst geklärt werden, welche Effekte durch die Einnahme von CBD jeweils als erwünscht gelten.

Mögliche Nebenwirkungen sind oftmals positive Wirkungen

Ein einfaches Beispiel zeigt, **wie schwer die Einstufung von Effekten als Nebenwirkung** sein kann: Ein Patient leidet unter nervösen, innerlich unruhigen Angstzuständen. Um die Entspannung seines Körpers zu erleichtern und somit den nervösen Phasen entgegenzuwirken nimmt dieser Patient deshalb CBD zu sich. Die Anwendung ist erfolgreich und der Patient ist deutlich entspannter. Allerdings vernimmt er ebenfalls eine Zügelung seines Appetits, was für ihn kein erwünschter Effekt ist. Bei der Verwendung von CBD zur Behandlung von Übergewicht hingegen ist dieser Effekt **durchaus erwünscht.**

Es existieren allerdings auch leichte als Nebenwirkung von CBD zu identifizierende Effekte. **In einigen Studien zum Beispiel konnte nachgewiesen werden, dass die Einnahme von CBD Einfluss auf den hepatischen Arzneimittelstoffwechsel des Körpers haben kann.** Es wurde ermittelt, dass CBD temporär die Aktivität von Enzymen hemmen kann, welche für die Aufnahme von einigen Medikamenten in den Organismus nötig sind. Dies ist allerdings nur für einige wenige Medikamente der Fall und besorgten Anwendern wird dazu geraten vor der Anwendung von CBD-Produkten mit dem jeweiligen Arzt darüber zu sprechen.

Die Auswirkung des CBD in diesem Fall entspricht im Übrigen circa der Auswirkung, die das Verzehren einer Grapefruit auf den hepatischen Arzneimittelstoffwechsel hätte. Des Weiteren ist diese Nebenwirkung in einigen Fällen auch erwünscht, denn die Neutralisierung der Wirkung von THC durch CBD beruht auf dem gleichen Prinzip.

Ein weiter verbreitet auftretendes Phänomen ist, dass Anwender von CBD-Produkten über das Gefühl **eines trockenen Mundes** berichten.

CBD kann in einigen Fällen in der Tat die Produktion von Speichel hemmen und somit zu einem trockenen Gefühl im Mundraum führen. Dies ist allerdings eher weniger ein medizinisches Problem und **kann in der Regel durch das Trinken eines Glases Wasser beseitigt werden.**

Einige wenige Studien in den letzten Jahren haben außerdem dokumentiert, dass in manchen Fällen eine hochdosierte Anwendung von CBD bei Parkinson dazu geführt hat, dass die Muskelkontraktionen und damit typischen Zitterbewegungen verstärkt wurden. **Die Studienergebnisse zu diesem Phänomen sind allerdings teilweise stark gegenteilig und eine direkte Verbindung zur Einnahme von CBD konnte bisher nicht endgültig erwiesen werden.**

Parkinson-Patienten wird trotzdem umso mehr dazu geraten, vor der Einnahme von CBD ihren Arzt zu konsultieren und alles Nötige im Vorfeld mit diesem abzusprechen. **Auch eine Anwendung in vorerst geringen Dosen kann die Möglichkeit des Eintretens von diesen unerwünschten Effekten beseitigen.** Für alle Nicht-Parkinson-Patienten ist diese eventuelle Nebenwirkung allerdings ohnehin nicht von Belang.

Zu den nicht eindeutigen Nebenwirkungen zählt neben der Zügelung des Appetits auch die **Senkung des Blutdrucks.** Auch hier konnte dieser Effekt nur bei einigen Anwendern von CBD beobachtet werden. So senkte sich bei manchen Probanden in Studien nach der Einnahme kurzzeitig leicht der Blutdruck. Dies ist in den seltensten Fällen problematisch, allerdings könnten Personen mit regelmäßigen Kreislaufbeschwerden daraufhin über leichten Schwindel beziehungsweise Müdigkeit klagen. Dieser Effekt konnte wie gesagt allerdings **nur bei einigen Anwendern** nachgewiesen werden und war, wenn überhaupt, dann nur **sehr kurzfristiger Natur.** Bei den meisten Anwendern wirkt CBD ohnehin eher aufweckend und zugleich beruhigend.

CBD wirkt negativ auf Enzyme = Kein CBD bei einer Schwangerschaft!!!

Der von vielen als einzig echte Nebenwirkung bezeichnete Effekt ist, dass sich CBD negativ auf Enzyme auswirken kann, die zur vollständigen Funktion der Plazenta bei Schwangeren nötig sind.

Schwangeren Frauen wird daher **von der Einnahme von CBD während der Schwangerschaft abgeraten.**

Fazit:

Alles in allem sind die zu befürchtenden Nebenwirkungen für die allermeisten Anwender **kaum vorhanden** und von geringem Ausmaß. Selbst die angenommenen Nebenwirkungen sind erst noch durch Langzeitstudien zu beweisen. Bei der gleichzeitigen Einnahme mit verschreibungspflichtigen Medikamenten schadet es allerdings nicht, den Hausarzt zu konsultieren. **Schwangeren Frauen wird generell erst einmal von der Einnahme von CBD abgeraten."**

Kann CBD high machen?

CBD ist ein Cannabinoid, das sowohl in Hanf, als auch in Cannabis gefunden wird - aber es ist **absolut nicht psychoaktiv**! Das bedeutet, man kann davon NICHT high werden.

Durchaus enthalten beide Pflanzen viele Cannabinoide - diese sind aber nicht psychoaktiv. CBD unterscheidet sich von THC und wirkt der psychoaktiven Wirkung von THC sogar entgegen, wenn sie zusammen konsumiert werden.

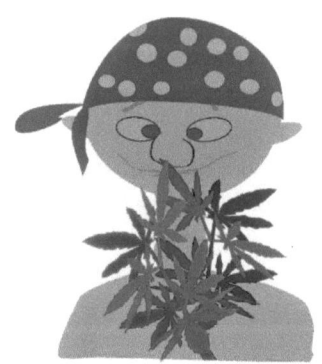

Wie soll man CBD lagern? Schadet Hitze dem CBD-ÖL?

Schon mehrfach wurde die Frage an mich herangetragen, wie man CBD lagern solle – vor allem bei heißen Sommer-Temperaturen.

Ich habe mich mit Fachleuten in Verbindung gesetzt.

Hier die Antwort:

„Generell wird von den Herstellern empfohlen, dass man das CBD-Öl kühl und trocken lagern sollte.

Die normale Zimmertemperatur reicht dafür natürlich aus.

Wenn aber die Zimmertemperatur bedingt durch enorme Hitze auch mal höher ist, sollte man darauf achten, dass das CBD-ÖL NICHT in der Sonne steht.

Gut ist auch, wenn es bei über zwanzig Grad im Kühlschrank steht."

→ DENN: Es schadet gutem CBD-Öl definitiv nicht, wenn es anständig kühl gelagert wird.

→ Also meine Empfehlung: lieber ab in den Kühlschrank, als es „brutzeln" lassen!

Prozentangabe bei CBD Öl

Meistens ist bei den CBD-Ölen eine Prozentangabe vermerkt. So ist 100 % reines CBD in seiner kristallinen Form sehr teuer. Es wird insbesondere bei Erkrankungen wie Parkinson oder Epilepsie angewendet.

Um CBD Öl mit einer niedrigeren Prozentzahl herstellen zu können, wird die reine Substanz mit einem Träger-Öl vermengt. Die Prozentzahl weist prinzipiell auf die Menge des Gewichts an CBD hin, dass in dem Öl enthalten ist. Welche Prozentzahl sich für jeden individuell eignet, richtet sich nach dem Einsatzgebiet und sollte gegebenenfalls mit einem Arzt besprochen werden. Allerdings wird man hier auch oft alleine gelassen, da sich die wenigsten Ärzte wirklich GUT (wenn überhaupt) mit CBD auskennen.

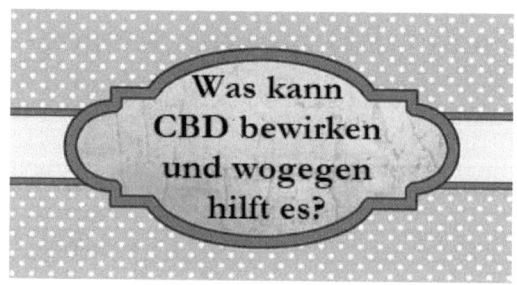

Was kann CBD bewirken und wogegen hilft es?

CBD wirkt auf unser neurologisches Nervensystem beruhigend, entzündungshemmend und im positiven Sinne blockierend.

CBD-Öl wird häufig auch als Schmerzmittel eingenommen, denn es hat sich als schmerzlindernd und entzündungshemmend erwiesen, was wiederum die Muskeln entspannt - und deshalb auch gegen Spastiken/Muskelsteifigkeit eingesetzt wird. Ebenso kann es bei neuropathischen Schmerzen (Nervenschmerzen) helfen. Deshalb schwören manche Menschen mit Fibromyalgie darauf!

Für mich ist es mein ganz persönliches Wundermittel und wirklich DAS Mittel der Wahl, wenn es um meine Fatigue geht. Nichts anderes (weder Chemie, noch Homöopathie) hat mir bis jetzt so enorm geholfen wie CBD.

Außerdem habe ich das Gefühl, dass es auf Grund seiner antientzündlichen Wirkung auch insgesamt meiner MS guttut. Ich fühle mich nicht nur energievoller, sondern auch stärker, robuster, kraftvoller und vor allem ausgeglichener.

Bei mir hilft es tatsächlich auch wie ein Antidepressivum! Seit ich das CBD-Öl nehme, habe ich ein paar Mal vergessen, mein Antidepressivum einzunehmen und habe es daraufhin ausschleichend halbiert und komme nun prima zurecht.

Die absolut positive psychische Auswirkung die es hat, ist auch, dass man sich auf Grund der größeren Kraft und Gelassenheit durch die CBD-Anwendung, auch mehr zutraut und DAS verfestigt sich in unseren Gedanken und gibt uns noch mehr Kraft, MUT und Motivation. Denn positives Erleben speichert sich ab und verhilft uns somit wieder - rückgreifend auf dieses Erleben - neue Situationen anzugehen.

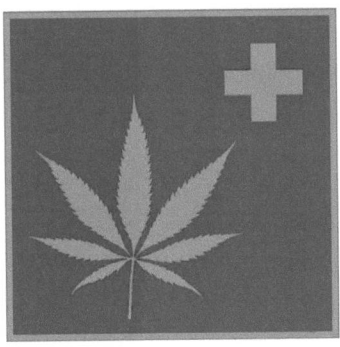

Beispielsweise konnte ich auf Grund meiner Fatigue nie mehr als einen Termin am Tag wahrnehmen. Das heißt: Einkaufen und mittags mit einer Freundin Kaffeetrinken zu gehen war unmöglich. Nun habe ich mehr Kraft und Kondition, kann notfalls mittags auch nochmal mein Hanf-Öl nehmen und schaffe mittlerweile locker solche Tage! Das setzt sich natürlich positiv in meinen Gedanken fest und gibt mit Zuversicht – also weiß ich, dass ich so etwas schaffe und kann es mir auch vornehmen. Dass dies meine Lebensqualität enorm gesteigert hat, brauche ich nicht zu erwähnen! Allein deshalb brauche ich vermutlich etwas weniger meines Antidepressivums! :)

Mir hilft es auch bei Erkältungen: Wenn ich an diesen Infekt-Tagen mehr CBD einnehme, klingt die Erkältung schneller ab.

Ich habe auch das Gefühl, dass Schmerzmittel, die ich selten mal kurzfristig nehmen muss, auch schneller wirken seit ich CBD nehme.

Auf meinen Magen-Darm-Trakt hat es eine definitiv beruhigende Wirkung, was mich wirklich „beruhigt"! ;)

Des Weiteren haben mir viele Menschen berichtet, dass es gegen Schlaflosigkeit, Spastiken, Schmerzen, Übelkeit und gar gegen Epilepsie hilft. Vor allem Patienten mit chronischen oder wiederkehrenden Schmerzen, beispielsweise bei Arthritis, Arthrose und Migräne könnten von CBD profitieren. Auch Frauen mit Menstruationsbeschwerden könnten womöglich Linderung durch entsprechende Präparate erfahren. Da CBD-Öl bekannter Weise auch Stress und Angst mindern soll, liegt das Forschungsinteresse ebenfalls im Bereich Depressionen. Hierfür wurde ein Tiermodell durchgeführt mit interessanten Ergebnissen. Die Ratten erhielten CBD und konnten so ihre Motivation steigern.

CBD-Öl wird sogar eine präventive Wirkung bei Diabetes nachgesagt – ebenso wie bei Fibromyalgie und Darmerkrankungen
Es heißt also: „Fröhliches Ausprobieren!"

Wie funktioniert CBD?

Artikel meiner Lieblingsseite „CBD Ratgeber" mit Genehmigung entnommen:
(Quelle / Stand März 2018: https://cbdratgeber.de/wie-wirkt-cbd/)

„Bei der innerlichen Anwendung gelangt der Wirkstoff in **das menschliche Gehirn.** Dort werden die körpereigenen Rezeptoren (CB1-Rezeptor, 5-HT1A-Rezeptor, Vanilloidrezeptor) angesprochen. Diese Rezeptoren sind zuständig für ein gesundes psychisches und physisches Gleichgewicht im menschlichen Körper. **Rezeptoren sind für das Austauschen von Botenstoffen zuständig.** Ein komplizierter Mikromechanismus, der in unserem Hirn rund um die Uhr stattfindet. Letztendlich bestimmen diese Botenstoffe unseren Alltag. Schmerzen, Freude, Unruhe, Angst und sogar Liebe zählen zu diesen körpereigenen biochemischen Prozessen. Dieser Austauschprozess lässt sich beeinflussen. Dabei ist das Trinken von Alkohol die einfachste Form, um diesen Vorgang transparenter zu machen. Alkohol wirkt sich ebenfalls auf unsere Rezeptoren aus. Er verstärkt Emotionen und kann auch schmerzlindernd wirken. Weiter können diese Rezeptoren auch für das verstärkte Ausschütten von körpereigenen Wirkstoffen stimuliert werden. So wird gegen physische Krankheiten angegangen.

Das CBD wirkt also ähnlich wie eine Schmerztablette, deren Wirkstoff über das Blut in das Gehirn gelangt und dort das Schmerzempfinden eindämmt.

Natürlich tun sich Ärztevereinigungen und besonders die Pharmaindustrie schwer CBD als Wunderheilmittel anzuerkennen. Hier ist nämlich die Wirkung den möglichen finanziellen Gewinnen weit voraus. Sicher ist jedoch, dass CBD aus medizinischer Sicht eine der vielversprechendsten Entdeckungen der letzten Jahrzehnte ist.

Unser Nervensystem vereinfacht dargestellt

Unser Körper besteht aus Zellen. Darunter befinden sich natürlich auch Nervenzellen. Diese bilden unser Nervensystem und steuern uns. Damit ist gemeint, dass Nervenzellen unsere Motorik, Sinne und Gefühle steuern. Ebenso auch das Immunsystem. Ein Teil unseres Nervensystems ist das Endocannabinoid-System. Dieser Teil des Nervensystems ist durch chemische und pflanzliche Substanzen (z. B. Schmerztabletten oder Alkohol) beeinflussbar. **Und genau hier wirkt auch das Cannabidiol (CBD).** Das menschliche Nervensystem wird wiederum mittels Rezeptoren angesprochen und bestimmt. Rezeptoren sind die Sender und Empfänger, die Botenstoffe (Informationen) austauschen. Man kann sich das Nervensystem wie eine lange Straße vorstellen, durch die ein Postbote fährt und Briefe in die verschiedenen Briefkästen wirft. In diesen Briefen sind die Informationen für das Nervensystem enthalten. Das können, wie im Beispiel auch, gute und schlechte Botenstoffe (Briefe) sein, die dann unseren Alltag bestimmen. Diese Informationen (Briefe) beeinflussen unser Schmerzempfinden, unser Immunsystem und auch eine ganze Menge Gefühle. Dazu gehören Wut, Freude und sogar auch Liebe.

Der CB1-Rezeptor und CB2-Rezeptor

Insgesamt gibt es fünf verschiedene Rezeptoren (Briefträger), die in unsrem Nervensystem ausschlaggebend für lebenswichtige Informationen sind. **Einer davon ist der CB1-Rezeptor (Cannabinoid Rezeptor).** Dieser ist zuständig für das Transportieren von Informationen, die hauptsächlich für unser psychisches Gleichgewicht bzw. Wohlbefinden, zuständig ist. Durch das CBD wird der CB1-Rezeptor dahin stimuliert seine schlechten Informationen einzudämmen. Das wiederum wirkt sich positiv auf unser Wohlbefinden aus. **Er kann psychische Krankheiten in Einzelfällen sogar gänzlich heilen.** Der Aufgabenbereich des CB2-Rezeptors hingegen liegt hauptsächlich im neurologischen Bereich. So kann dieser zum Beispiel für eine Krankheit wie Alzheimer verantwortlich sein. Auch dieser Rezeptor lässt sich, wie sein großer Bruder CB-1, durch Cannabidiol positiv beeinflussen.

Der Vanilloid-Rezeptor (Typ1 und Typ2)

Die Vanilloid-Rezeptoren sind hauptsächlich für unser **Schmerz-empfinden** verantwortlich. Kurzum: Dieser Briefträger hat die Mahnungen in der Tasche. Schmerzen sind wichtig und lebenserhaltend. Sie warnen uns vor Verletzungen und Gefahren und weisen uns auf Krankheiten hin. In diesen Vanilloid-Rezeptoren wirken zum Beispiel auch Schmerztabletten und natürlich auch das CBD, das in diese beiden Rezeptoren direkt beeinflusst. Da Cannabidiol eine hemmende und blockende Wirkung aufweist, eignet sich CBD ausgezeichnet dafür, **um Schmerzen auf pflanzlicher Basis zu begegnen**. Übrigens wirkt CBD auch auf den Typ2 Rezeptor, der mit seinen Informationen bösartige Tumorzellen (Krebs) beseitigen kann. Auch dieser Vorgang wird durch das CBD unbedingt begünstigt.

Der 5-HT1A-Rezeptor

Dieser Briefträger zählt zu den Serotonin-Rezeptoren und arbeitet hauptsächlich im Rückenmark und im Gehirn. **Er ist zum Beispiel zuständig für das Lernen und für die Regulierung der Körpertemperatur.** Dies sind aber nur zwei von vielen erwähnenswerten Funktionen. Besonders interessant aber ist der 5-HT1A-Rezeptor für das CBD, wenn es darum geht psychische Krankheiten einzudämmen oder gar ganz zu heilen. Cannabidiol kann somit äußerst vielversprechend gegen Depressionen und Angstzustände eingesetzt werden. Auch hierzu gibt es im Internet zahlreiche Studien. Betroffene lassen hier ihre positiven Erfahrungen mit einfließen lassen." (Quelle / Stand März 2018: https://cbdratgeber.de/wie-wirkt-cbd/)

Laut meiner Recherchen hat CBD Öl auch auf die folgenden Krankheiten positive Auswirkungen:

Beklemmungserscheinungen und posttraumatischer Stress
Nervenkrankheiten
Entzündungen
Akne
Angst
Schizophrenie
Dystonie und Dyskinesie
Sucht
Epilepsie
Krebs
Diabetes
Fettleibigkeit
Alzheimer
Verdauungsprobleme
Arthritis
Schwellungen
Hemmung des Knochenwachstums
Chronische Darmentzündung
Unwohlsein und Brechreiz
Migräne
Meningitis
Psoriasis
Reduziert das Risiko von Blutgerinnseln
Multiple Sklerose
Geschwächtes Immunsystem
Hautkrankheiten
Allergien und Asthma
Schlafstörungen

Die hier aufgeführten Beschwerden ergeben sich nur aus meinen Recherchen und stellen keinen Fakt, noch ein Heilungsversprechen dar!

Einen tollen Link dazu gibt es wieder auf der cbdratgeber.de-Seite:
→ **https://cbdratgeber.de/**

Hier können Sie im Such-Feld Ihre Krankheit eingeben und sich informieren.

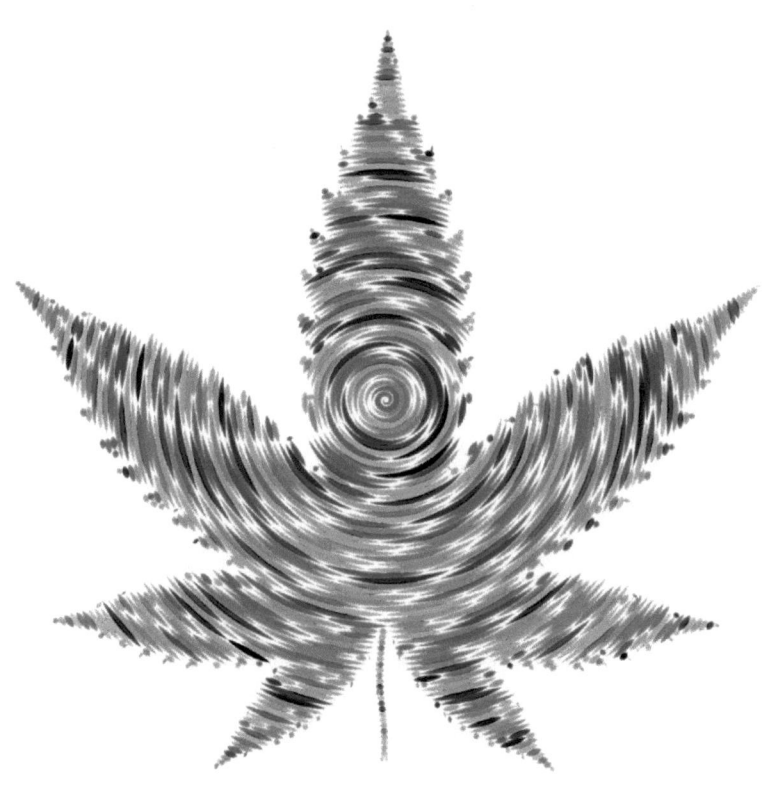

CBD Anwendung –
Ist Cannabidiol für mich geeignet?

Entnommen dem cbdratgeber.de
→ https://cbdratgeber.de/cannabidiol/cbd-anwendung/

„Jeder potenzielle Anwender von Cannabidiol (CBD) sollte sich im Vorhinein fragen: **Ist CBD für mich geeignet? Wo könnte ich eine Anwendung vertragen?**

Auch wenn die Forschung im Bereich CBD nach wie vor regelmäßig neue positive Entdeckungen zu berichten hat, ist bereits heute bekannt, dass CBD über ein schier **unglaublich großes Wirkspektrum** bei der Anwendung verfügt. Wir haben die 15 Anwendungs-Gebiete zusammengetragen und veranschaulicht.

Die „15 A's" der CBD Anwendung

Das beliebte Cannabinoid wirkt auf verschiedenste Weisen, zu denen vor allem die **„15 A's" des CBD** gehören. Diese drücken die Wirkungsweisen aus, die es potenziell besitzen könnte.

1. **Analgetisch:**
   Zunächst einmal kann CBD dabei helfen Schmerzen zu hemmen und könnte daher beispielweise für die Behandlung von Menstruationsbeschwerden oder Migräne geeignet sein. In der Medizin spricht man hier von einer **analgetischen Wirkung**.

2. **Anorektisch:**
   Erfahrungsberichte und Studien zeigen zudem, dass CBD **anorektisch** wirkt; es hilft gegebenenfalls also bei der Zügelung des Appetits und qualifiziert sich deshalb als Hilfsmittel bei der Behandlung von Übergewicht.

3. **Anxiolytisch:**
   Der Einsatz von CBD könnte außerdem Menschen mit vermehrt auftretenden Angstzuständen helfen. Aufgrund seiner **anxiolytischen Wirkung** ist CBD nämlich ein potenzieller Angstlöser.

4. **Antiepileptisch:**
   In verschiedenen Studien konnte CBD erfolgreich bei der Behandlung von Epilepsie unterstützen. Es wird daher auch vermutet, dass es **antiepileptisch** wirkt.

5. **Antientzündlich:**
   Dank der potenziell **antientzündlichen Wirkung** kann CBD zudem dabei unterstützen, sowohl akute als auch chronische Entzündungen verschiedenster Art im Körper zu reduzieren.

6. **Antiemetisch:**
   Auch Übelkeit und Brechreiz können mit CBD-Produkten bekämpft werden. Aufgrund dessen ist das Cannabinoid auch ein beliebtes Mittel beispielsweise bei längeren Autofahrten zur Linderung der Beschwerden bei Reisekrankheit (**antiemetische Wirkung**).

7. **Antikinetisch:**
   CBD hilft aber nicht nur potenziell bei Magenbeschwerden. Auch auf den Darmtrakt beruhigende Effekte konnten teilweise bei Anwendern entsprechender Produkte beobachtet werden. Diese Wirkungsweise wird auch als **antikinetisch** bezeichnet.

8. **Antispasmodisch:**
   Insgesamt wird vermutet und konnte in verschiedenen Studien bereits beobachtet werden, dass die Einnahme von CBD oftmals zur Lösung von Verkrampfungen und Verspannungen beim Anwender führten. Dieser als **antispasmodisch** bezeichnete Effekt macht den Einsatz von CBD in vielen weiteren Bereichen denkbar.

9. **Antiinsomnisch:**
Da die Einnahme von CBD-haltigen Produkten also insgesamt Muskelverkrampfungen lösen kann und dem Anwender potenziell zur Entspannung verhilft, sprechen viele Wissenschaftler zudem von einer **antiinsomnischen Wirkung**, was schlichtweg bedeutet, dass sich Cannabidiol (CBD) durchaus als Einschlafhilfe für Menschen mit Schlafstörungen eignet.

10. **Antipsoriatisch:**
Dank seiner **antipsoriatischen Wirkung** kann eine Behandlung mit CBD auch bei zahlreichen Hautkrankheiten helfen. Insbesondere für die Behandlung von Psoriasis wird CBD aufgrund seiner unterstützenden Wirkung bei der Regulation der Hautregeneration oft genutzt.

11. **Antiischämisch:**
Neueste Studien zeigen nun auch, wie CBD bei Anwendern dabei helfen konnte Minderdurchblutung von Gewebe zu reduzieren. Diesen Effekt beschreibt man in der Medizin als **antiischämisch**.

12. **Antibakteriell:**
Cannabidiol wirkt außerdem möglicherweise **antibakteriell**. Dies könnte vor allem für Menschen mit Antibiotika resistenten Bakterien im Organismus (wie zum Beispiel dem gemeinhin als „Krankenhausvirus" bekannten MRSA-Virus) eine interessante Erkenntnis sein und einen CBD-Einsatz sinnvoll machen.

13. **Antifugal:**
Auch Pilzinfektionen könnten durch CBD bekämpft werden. Insbesondere dem Cannabinoid CBD-A wird eine **antifugale Wirkung** nachgesagt.

14. **Antidiabetisch:**

Das unglaubliche Potenzial von CBD wird aber vor allem an zwei Wirkungsweisen deutlich, die dem Stoff zugeschrieben werden und wozu bereits zahlreiche Studien und Erfahrungsberichte vorliegen: CBD ist möglicherweise **antidiabetisch** sowie **antiproliferativ.** Dies bedeutet, dass CBD laut einiger Wissenschaftler zum einen ein enormes Potenzial bei der Behandlung und Vorbeugung von Diabetes besitzt und auch entsprechende Symptome damit bekämpft werden könnten (antidiabetisch).

15. **Antiproliferativ:**

Zum anderen konnte in zahlreichen Tests und Studien beobachtet werden, dass CBD dem Wachstum von Krebszellen entgegenwirken kann, wodurch ein begleitender Einsatz bei der Behandlung von Krebserkrankungen denkbar ist. (antiproliferativ).

Zusätzlich zu den „15 A's" besitzt CBD **zahlreiche weitere potenzielle Anwendungsgebiete** und es kommen monatlich mehr Wirkungsweisen ans Tageslicht. So wird CBD zusätzlich als potenzieller Helfer bei Realitätsverlust, Halluzinationen und Wahnvorstellungen eingesetzt, als Nahrungsergänzungsmittel zur Unterdrückung von Allergien und Überempfindlichkeiten genutzt und zurzeit auch als Hilfsmittel beim Einsatz gegen Demenz und Alzheimer getestet.

Generell ist also CBD **als potenzielles Hilfsmittel bei den hier aufgeführten Krankheiten und Symptomen denkbar** und in diesen Fällen meist temporär anzuwenden. Aufgrund seiner antioxidantischen und antibakteriellen Wirkung ist CBD jedoch auch **als kontinuierliche Nahrungsergänzung** bei vielen Menschen als Anwendung sehr beliebt und kann deshalb für jeden Menschen geeignet sein. Dies muss jeder aber für sich selber entscheiden!"

Was ist der Unterschied zwischen CBD und CBDa?

Sowohl CBD als auch CBDa sind einzigartige Cannabinoide, das heißt Wirkstoffe, die nur in der Cannabispflanze vorkommen (oder aus ihr resultieren).

CBDa ist die **azidische Form von CBD**, das bedeutet: Wenn die Hanfpflanze wächst, produziert sie natürliche Säuren: THCa und CBDa und nicht direkt die Cannabinoiden THC und CBD. Das heißt, dass CBDa die Vorstufe von CBD ist. (Das „a" bedeutet - englisch - „Acid").

Zusammengefasst: Wenn die Pflanze wächst, wird ausschließlich CBDa produziert. CBD selbst kann erst im Nachhinein aus der Pflanze gewonnen werden. Wenn nun also die Cannabispflanze erhitzt wird, (beispielsweise durch Rauchen, Kochen, Vaporisieren und so weiter), beginnt der Prozess von Decarboxylierung: Hier werden CBDa und THCa in CBD und THC umwandelt. CBDa ist also die natürlich vorkommende Form von CBD innerhalb der unbehandelten Pflanze.

Bislang wurde CBDa oft als „inaktiv" angesehen, aber mittlerweile weiß man, dass CBDa ein großes Gesundheitspotenzial hat. Denn besonders CBDa hat eine gute entzündungshemmende und antiproliferative Wirkung (verhindert Wachstum der Krebszellen).

Beide Säuren (CBDa und THCa) haben keine psychoaktive Wirkung.

Ich persönlich nehme mittags oft noch CBDa-Kapseln ein, wenn die Fatigue doch nochmal zuschlägt und habe das Gefühl, dass diese bei mir auch eine besonders beruhigende Wirkung haben.

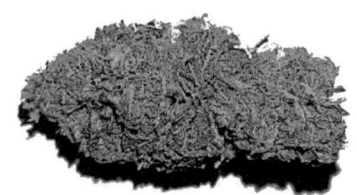

Die wichtigsten Cannabinoide neben CBD: CBN, CBC, CBG, THCv, CBDv

Mit freundlicher Genehmigung entnommen:
→ **https://cbdratgeber.de/legal/cbn-cbc-cbg-thcv-cbdv/**

„Wie bereits erwähnt, gehört CBD zu den sogenannten Cannabinoiden. Neben CBD gehören aber rund 80 weitere Wirkstoffe der Hanfpflanze zu dieser Stoffgruppe. Dass CBD enorm positive Auswirkungen auf den menschlichen Organismus haben kann, haben wir bereits ausführlich auf diesen Seiten beschrieben.

Der Vergleich mit dem Cannabinoid THC (Tetrahydrocannabinol) zeigt allerdings, dass Cannabinoide stark unterschiedliche Wirkmechanismen in Gang setzen können. Welche weiteren Cannabinoide existieren also und welchen Nutzen könnten diese gegebenenfalls haben? Um diese Fragen zu beantworten, folgen hier die wichtigsten Cannabinoide neben CBD im Überblick.

CBN – Cannabinol

Eines der Cannabinoide zu dem etwas mehr bekannt ist, ist der Wirkstoff **CBN**. Die Abkürzung CBN steht für „**Cannabinol**". Es handelt es sich dabei um ein sogenanntes Analgetikum, welches durch die Oxidation von THC entsteht. Es entsteht vor allem dann, wenn THC Sauerstoff und Hitze ausgesetzt wird. Die Menge an CBN in Cannabisprodukten kann also durch Lagerung in einer dunklen, kühlen Umgebung minimiert werden.

CBN wirkt zwar psychoaktiv, jedoch bei weitem nicht so stark wie THC. Es gilt dafür aber als sehr stark sedativ, führt bei Konsumenten also zu erhöhter Müdigkeit. Studien haben zudem ergeben, dass CBN das Knochenwachstum stimulieren kann. Es wirkt außerdem wie auch CBD schmerzlindernd, antibakteriell und entzündungshemmend. Im Gegensatz zu CBD regt es allerdings eher den Appetit an, als diesen zu zügeln.

CBC – Cannabichromen

Wie wir bereits wissen, sind die zwei häufigsten auftretenden Cannabinoide THC und CBD. Direkt darauf folgt bei den meisten Hanfsorten der Stoff **CBC**. CBC ist die Abkürzung für **Cannabichromen**. Aufgrund der vergleichsweise hohen Konzentration an CBC in der Hanfpflanze wurde in der Vergangenheit relativ viel über diesen Stoff geforscht. Dabei konnte festgestellt werden, dass CBC ebenfalls sowohl entzündungshemmend als auch schmerzlindernd wirkt. Neuste Studien lassen außerdem vermuten, dass CBC eine Rolle bei der Zellerneuerung des menschlichen Gehirns helfen kann.

Die wohl wichtigste Erkenntnis in Bezug auf CBC ist aber, dass es wahrscheinlich eine stark hemmende Wirkung beim Wachstum von Tumoren haben könnte. Aus diesem Grund ist insbesondere die Krebsforschung an Cannabinoiden wie CBC interessiert.

CBG – Cannabigerol

Ein weiteres bedeutendes Cannabinoid ist **Cannabigerol** – kurz: **CBG**. CBG gilt quasi als Vorlage von CBD und auch THC, denn Forscher fanden heraus, dass diese vermutlich ihren Ursprung in CBG haben. In heutigen Cannabissorten ist der CBG-Anteil äußerst gering.

Es ist mittlerweile bekannt, dass CBG stark antibakteriell wirkt. Auch das normalerweise für CBD typische Auslösen von Entspannung wird dem Stoff zugeschrieben. Nicht zuletzt aus diesen Gründen beschäftigen sich derzeit einige Studien näher mit dem Ursprungs-Cannabinoid CBG.

THCv – Tetrahydrocannabivarin

Ein weiteres unter Forschern bekanntes Cannabinoid ist **THCv**. THCv steht für **Tetrahydrocannabivarin** und beschreibt einen Stoff, welcher ähnlich wie auch CBD der psychoaktiven Wirkung von THC entgegenwirkt, beziehungsweise diese abmildert. Aktuelle Studien lassen zudem darauf schließen, dass THCv möglicherweise appetitzügelnd wirkt. Auch metabolische Störungen könnten durch THCv behandelt werden.

CBDv – Cannabidivarin

Ein weiteres durchaus interessantes Cannabinoid ist **Cannabidivarin**. Wie die Abkürzung bereits vermuten lässt, ist dieser Stoff eng verwandt mit dem allseits beliebten CBD. Es handelt sich tatsächlich wie bei CBDa um eine leicht degradierte Version des CBD. Allerdings unterscheiden sich CBD und **CBDv** teilweise hinsichtlich des molekularen Aufbaus und werden deshalb als eigene Cannabinoide verstanden.

Die möglichen Wirkungsweisen sind jedoch zum Teil sehr ähnlich. Insbesondere bei Epilepsie-Erkrankungen kann CBDv sehr gut helfen. Dies zeigten zumindest zwei voneinander unabhängige Studien. Der medizinische Beweis muss allerdings noch durch weitergehende Forschung erbracht werden. Definitiv ist aber, dass CBDv sehr gut gegen Übelkeit wirkt. Auch Magen-Darm-Probleme könnten durch CBDv erfolgreich behandelt werden.

Fazit

Neben CBD und dem noch bekannteren THC enthält die Hanfpflanze also zahlreiche weitere Cannabinoide. Diese können sehr unterschiedliche Stimulierungen von Rezeptoren im menschlichen Organismus hervorrufen und daher potenziell für unterschiedlichste Behandlungsweisen nützlich sein. **Allerdings sind die allermeisten Cannabinoide bisher weitestgehend unerforscht.** Die Zukunft wird daher zeigen, inwiefern der Mensch von diesen Wirkstoffen der Natur Gebrauch machen kann."

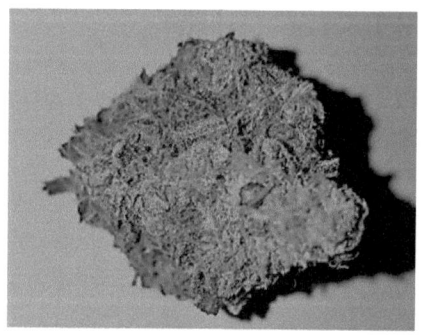

Wird CBD weiter erforscht?

Zum Glück wird auf diesem Gebiet geforscht, denn einerseits scheint CBD vielversprechend zu sein und andererseits wurden ja noch längst nicht alle Wirkungsweisen von CBD erforscht.

Wenn man davon ausgeht, dass sich CBD zum Beispiel positiv auf den Darm auszuwirken könnte, oder dass es sogar auch neuro-protektive und neurogene Wirkungen von CBD geben könnte, sowie es scheinbar auch Anti-Krebs-Eigenschaften zeigt, dann wird deutlich, wie wichtig die Forschung ist.

Beispielsweise wurde festgestellt, dass CBD an die Rezeptoren von Krebszellen andockt und somit dafür sorgt, dass diese sich selbst zerstören. Das wäre ein riesengroßer Schritt in der Krebsforschung und da Cannabidiol wohl auch für den Schutz von Nervenzellen im Gehirn sorgt, könnte es für viele Krankheiten (wie auch MS) hoch interessant werden.

Gibt es momentan einen CBD – „Hype"?

Das Wort „Hype" ist immer so negativ besetzt, aber ganz sicher wird momentan mit Hilfe des Internets diese alte Heilpflanze wieder populär. Und was ist falsch daran, sich auf ein rein pflanzliches „Mittel" einzulassen? Nichts – im Gegenteil! Ich habe auf Grund meiner MS-Erkrankung schon so viel „Chemie" schlucken und spritzen müssen, dass CBD für mich tatsächlich ein kleines Wundermittel ist. Für mich sogar ohne Nebenwirkungen, rezeptfrei, legal, pflanzlich und „Bio". Was will ich mehr!

Natürlich springen hier nun dubiose Geschäftemacher und Cannabisproduzenten auf! Denn die Nachfrage nach CBD steigt enorm und somit könnte auch eine reine Dienstleistung daraus werden.

Ich habe aber auf Grund meiner Kooperationen mit (meinen ausgewählten) CBD-Shops bis jetzt nur die Erfahrung gemacht, dass natürlich Geld verdient werden will, aber dass das Wohl des Kunden, die Verträglichkeit des Mittels, die gute Herstellung und die Philosophie der Firma im Vordergrund stehen. Natürlich habe ich auch schon das Gegenteil erlebt – mit solchen Shops würde ich aber nie zusammenarbeiten. Für mich ist es wichtig, dass wir alle Hanfprodukte als wundervolle nutzbringende Heilpflanze bekannter machen und zwar als das, was es ist: **Eine Heilpflanze mit großem Potenzial!**

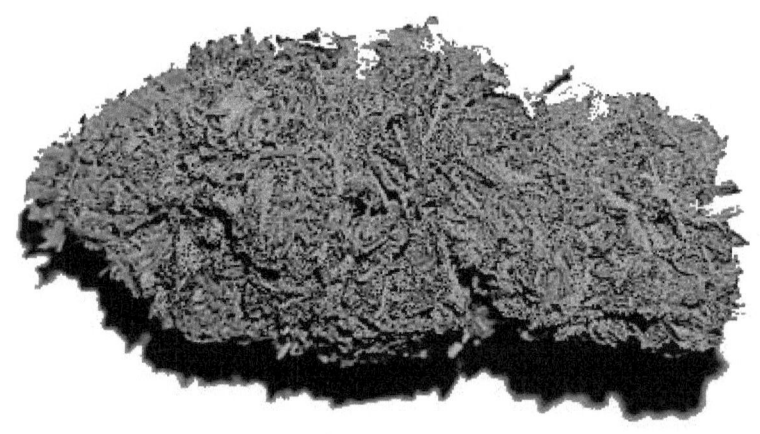

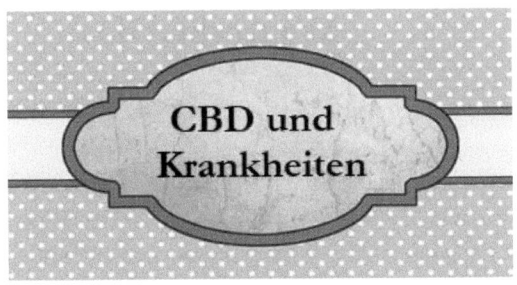

CBD und Krankheiten

Hier führe ich noch einmal einige (häufige) Krankheiten besonders auf. Ich werde sehr oft nach genau diesen gefragt. Die Erklärungen dazu sind oft auf andere Krankheiten übertragbar. Da CBD beispielsweise anti-entzündlich wirkt, kann es natürlich bei vielen Erkrankungen helfen. Auch hier füge ich die Originallinks mit auf, damit Sie sich den kompletten Artikel durchlesen können.

Immunsystem und CBD

Häufige Komplikationen von schweren (Autoimmun)- Erkrankungen, wie Krebs oder MS begründen sich durch ein geschwächtes (oder fehlgeleitetes) Immunsystem, das dazu führt, dass noch dazu beispielsweise Krebspatienten Opfer einer Reihe anderer Krankheiten werden können.

Cannabinoid-Verbindungen scheinen eine Schlüsselrolle bei der „Regulierung des Immunsystems" und somit zur Verbesserung des Ergebnisses einer beispielsweise Krebsbehandlung zu spielen.

So bestätigen andere Studien, dass CBD erhebliche Auswirkungen auf natürliche Killerzellen haben, was sie zu wertvollen Wirkstoffen zur Reduzierung vom Tumorwachstum macht.

Auch heißt es aus Forscherkreisen, dass Cannabis eine bedeutende Rolle bei der Regulierung der Abwehrkräfte spielen könne.

(Angelehnt an https://www.die-gesunde-wahrheit.de/2019/03/20/cannabis-vernichtet-krebszellen/)

MS und CBD

→ https://cbdratgeber.de/therapie/multiple-sklerose/

„Dieser Artikel wurde von Heike Führ, selbst an MS erkrankt, unterstützend ergänzt. Bekannt ist sie von ihrem Blog „Multiple Arts", denn dort gibt sie vielen MS-Erkrankten und deren Angehörigen einen Einblick in das Leben mit MS. Fachkundig, authentisch und hilfreich in vielen Bereichen!"

Multiple Sklerose

Multiple Sklerose (Encephalomyelitis Disseminata – ED) ist eine neurologische chronische Erkrankung des zentralen Nervensystems (ZNS). Umgangssprachlich wird die Erkrankung auch **MS** genannt. Sie tritt meist zwischen dem 20. und dem 40. Lebensjahr auf und betrifft mehr als zwei Drittel Frauen. Leider konnte bis heute weder die genaue Ursache, noch eine Heilungsmethode für diese Erkrankung gefunden werden. Man nimmt an, dass MS durch eine Autoimmunreaktion hervorgerufen wird: Entzündungsherde (Läsionen) in Gehirn oder Rückenmark beschädigen die Nervenhüllen, wodurch die Weiterleitung der Signale unterbrochen wird und es in Folge zu neurologischen Ausfällen kommen kann. Wir vom CBD-Ratgeber widmen uns der Frage: Kann man **CBD bei Multiple Sklerose** anwenden?

Multiple Sklerose – Das Krankheitsbild

Bei MS sind Entzündungsherde der Grund aller Beschwerden und Symptome. Die Stellen, an denen die Entzündungsherde im Gehirn und/oder Rückenmark sitzen, sind für die Art der Symptome maßgeblich und verursachen die entsprechenden Symptome und Beschwerden bzw. Ausfälle. Dadurch ist die Weiterleitung elektrischer Impulse zwischen den verschiedenen Nerven- und Körperzellen gestört. **Die Entzündungen sind bei jedem Patienten unterschiedlich,** ebenso wie Zeitpunkt und Ausmaß der eventuellen Schübe oder des progredienten Verlaufes. Für die Betroffenen, aber auch für die Angehörigen, bedeutet die Krankheit und deren **Unberechenbarkeit** eine große **Unsicherheit für die Zukunft** und löst verständlicher Weise auch viele Ängste aus.

MS ist die bekannteste wie auch die häufigste Nervenerkrankung in der westlichen Welt. So sind zum Beispiel in Afrika und Südamerika weniger Menschen von Multipler Sklerose betroffen als in Mitteleuropa oder den USA. **Weltweit sind circa 2,5 Millionen Menschen an MS erkrankt.**

Es wird vermutet, dass auch Umwelteinflüsse das Risiko erhöhen an MS zu erkranken. Die Hypothese, dass MS vererbbar ist, wird durch zahlreiche Studien wiederlegt. Typische Symptome für MS sind unter anderem Sehstörungen, **Fatigue** (= abnorme Erschöpfung), Schwindel, Gangunsicherheiten, Koordinations- und Gleichgewichtsstörungen, Schmerzen, Konzentrationsstörungen, Inkontinenz, Spastiken, das Uhthoff-Phänomen (gestörtes Hitzeempfinden), Sensibilitätsstörungen und vieles mehr.

Kann CBD bei Multipler Sklerose helfen?

Bei MS handelt es sich um eine chronisch entzündliche Krankheit, die sich in ihren Symptomatiken äußerst vielfältig zeigen kann. **Darunter fallen Schmerzen, Störungen des Bewegungsapparates, Seh- und Sprachstörungen wie auch seelische Belastungskrankheiten.** Weiter kann auch der gesamte Verdauungsapparat durch MS instabil werden.

Multiple Sklerose mündet zudem auch nicht selten in psychischen Erkrankungen. Depressionen und Angstzustände sind bei MS-Patienten sehr wahrscheinliche Symptome (80%). Und zwar entweder als „Nebenerkrankungen" (weil man die Erkrankung vielleicht nicht gut verarbeiten kann) oder auch durch entsprechende Entzündungsherde verursachte Depressionen.

CBD kann viele der genannten Symptome lindern und sogar blocken. Das Cannabidiol zählt zu den wirksamsten und stärksten Cannabinoiden der Hanfpflanze und wirkt dabei nicht nur vielseitig, sondern auch nicht-psychoaktiv (keine Rauschzustände). Die **Vielseitigkeit** des Nahrungsergänzungsmittels ist gerade bei einer Krankheit wie MS ein wichtiger Aspekt.

CBD wirkt direkt im Zusammenspiel mit dem körpereigenen Endo-cannabinoid-System. Dies ist ein Teil unseres Nervensystems. Dort werden lebenswichtige Botenstoffe und Zellen gebildet, die unser allgemeines Wohlbefinden regulieren und steuern. **Da CBD in erster Linie auch entzündungshemmend und schmerzlindernd wirkt, kann das Cannabidiol vielversprechend gegen die MS-Schmerzen angehen.**

Weiter kann CBD in der Lage sein die Entzündungsherde einzudämmen. Dies ist medizinisch aber nicht belegt. Auch gerade bei den schmerzhaften wie auch beängstigenden Schüben einer Multiplen Sklerose, **kann CBD schnell und zuverlässig direkt in das Nervensystem eingreifen.** MS ist eine unheilbare Krankheit, die nicht nur sehr viel Schmerzen bereitet, sondern auch noch ein hohes Maß an Lebensqualität kostet. **CBD kann Multiple Sklerose zwar nicht heilen, aber kann Schmerzen und Nebenwirkungen lindern.**

Im Internet sind zahlreiche Berichte von MS-Patienten zu lesen, die Dank CBD ihre **MS-Schübe lindern** konnten. Weiter kann CBD dabei helfen Körpergewicht abzubauen.

Besondere Erfolge zeigt CBD bei der typischen **MS-Fatigue.** Hier helfen morgens einige Tropfen beispielsweise, um die Fatigue-Attacken einzudämmen und insgesamt minimaler zu halten, sodass eine neue Lebensqualität entstehen kann. Ebenso kann man zusätzlich noch DIREKT bei einem „Fatigue-Anfall" CBD zu sich nehmen und in den meisten Fällen wirkt es sofort.

Bei anderen MS-Betroffenen hilft CBD wiederum beim **Ein- und Durchlafen** und auch direkt zur **Beruhigung.**

Wer CBD nimmt, berichtet fast immer über eine **allgemeine entspannende Wirkung,** die gut tut und gerade bei MS mit den beschriebenen Ängsten eine gute Hilfe und sinnvolle Unterstützung ist. Oft können sogar Antidepressiva heruntergesetzt werden. Hier ist unbedingt festzustellen, dass CBD nicht high macht.

Spastiken und Schmerzen werden ebenfalls durch CBD erträglicher und Schmerzmittel scheinen schneller zu wirken.

Beim sogenannten „**Uhthoff-Phänomen**" (gestörtes Hitzempfinden) scheint es ausgleichender zu wirken, sodass die körperliche Erwärmung etwas einfacher zu ertragen ist.

Fazit:

Da sich durch Einnahme von CBD der **Allgemeinzustand bei MS** wirklich verbessern kann, ist die Lebensfreude und somit die Lebensqualität deutlich höher, man ist insgesamt belastbarer, traut sich wieder mehr zu und erlangt dadurch einen ganzheitlich besseren Allgemeinzustand – eine bessere Balance zwischen Körper, Geist und Seele.

Bei jedem MS´ler verläuft die MS unterschiedlich, beginnt zu verschiedenen Zeitpunkten und hat wirklich bei jedem Betroffenen ein anderes Gesicht – und doch gibt es Gemeinsamkeiten und Überschneidungen und bei fast jedem Betroffenen hilft CBD auf eine oder mehrere Weisen.

Anzumerken ist, dass CBD nicht bei jedem Menschen gleich wirkt, aber gerade bei MS scheint es ein gutes und zuverlässiges Mittel zu sein, das legal, frei von starken Nebenwirkungen und rein pflanzlich ist. Zudem gilt es als Nahrungsergänzungsmittel."

CBD bei Krebs

CBD kann den Stoffwechsel von Krebszellen empfindlich stören. Zellkulturstudien zeigen, dass CBD die zellinterne Kommunikation erschwert, indem es auf diverse Signalwege (PI3K/AKT/mTOR und ERK) einwirkt. Diese Signalwege sind wichtig für das Überleben der Zelle, besonders wenn sie durch andere Krebstherapien wie Chemotherapie oder Strahlentherapie angegriffen wird. Auf diesem Weg kann CBD die Effektivität von Chemotherapien und Strahlentherapien steigern. Verschiedene Studien belegen dies. (3)

Da die Wirkstoffe von Cannabis (die Cannabinoide) als Behandlungsoptionen von Beschwerden und Nebenwirkungen, die während einer Krebstherapie auftreten, nun zum Glück langsam anerkannt werden, öffnen sich hier neue Behandlungsmöglichkeiten (zum Beispiel gegen Übelkeit und Erbrechen).

„Die Krankheit Krebs, auch umgangssprachlich die Geißel der Menschheit genannt, hat ihren Namen aus ihrer ureigenen Eigenschaft, sich kriechend im Körper zu verbreiten. Sie krabbelt im übertragenen Sinne lautlos und oftmals unentdeckt durch den menschlichen Organismus und verbreitet sich auch genauso schleichend. Einmal besiegt kann der Krebs dennoch immer wieder kommen und das endet dann nicht selten tödlich. Krebs zählt, einfach ausgesprochen, wohl zu den schlimmsten Krankheiten, die einen Menschen heimsuchen können."(1)

Das Krankheitsbild von Krebs

„Bedrückender Weise haben wir Menschen alle Krebszellen in unseren Körpern. Krebs entsteht, simpel erklärt, durch mutierte Körperzellen, die sich dann in bösartige Gewebezellen wandeln. Ist solch eine Zelle zu einem Tumor (Karzinom) herangewachsen, beginnt diese Metastasen zu streuen. Der Krebs kann sich so über den gesamten menschlichen Organismus verbreiten, wobei er über das Blut transportiert wird.

Es gibt unzählige Krebsarten, die aber allesamt tödlich enden können. Doch gibt es aber auch gutartige Krebsarten, wie zum Beispiel ein Muttermal, die keine Metastasen streuen bzw. nicht zu einem bösartigen Gewebe heranwachsen. Doch können auch selbst die kleinsten Muttermale gefährlich werden, sobald sie entarten – sich verändern. Krebs wird nach dem heutigen Stand der Medizin meistens mit einer Chemotherapie behandelt. Oftmals geht dem eine Operation voraus, um Tumore zu entfernen. Während der Chemotherapie werden dem Patienten (intravenös) chemische Substanzen zugeführt, die nicht nur den Krebs bekämpfen, sondern auch dem Organismus erheblich viel Kraft abverlangen. Die unangenehmen Nebenwirkungen einer Chemotherapie sind den meisten Menschen bekannt.

Dennoch: Die Heilungschancen sind heutzutage weitaus höher angesetzt, als noch vor wenigen Jahrzehnten. Rechtzeitig erkannt, kann die Krebserkrankung in den meisten Fällen erfolgreich bekämpft werden. Eine fachliche wie regelmäßige Routineuntersuchung sind von daher unbedingt wichtig.

Wie kann CBD gegen Krebs helfen?

Die medizinische Forschung bringt immer wieder neue Entdeckungen hervor, die einem kleinen Wunder gleichen. So wurde zum Beispiel jüngst entdeckt, dass Methadon, das im Grunde in Drogenentzugskliniken eingesetzt wird, die Heilung von Krebs beschleunigen kann. Genauso verhält es sich mit unserer kleinen Wunderwaffe Cannabidiol. CBD kann durch seine hemmende und blockende Wirkung unbedingt fördernd wirken, wenn es darum geht, die Krebszellen einzudämmen.

In den Medien wird es laut um das CBD, was die Krebsheilung betrifft. Und das natürlich überhaupt nicht zur Freude der Pharmaindustrie. Mit CBD lässt sich natürlich nicht so viel Geld verdienen, wie mit einer Chemotherapie. Nur zum Vergleich: Ein Beutel Chemotherapie-Substanz kostet mehrere tausend Euro, während ein Fläschchen Cannabidiol um die 20–30.- Euro kostet.

CBD wird mittlerweile sehr erfolgreich als Katalysator eingesetzt, um die Chemotherapie in ihrem Kampf gegen den Tumor zu unterstützen. Natürlich wirkt Cannabidiol nicht als alleiniges Mittel, wobei aber ein Patient aus Kanada, der selbst von Hautkrebs betroffen war, Cannabis-Öl erfolgreich einsetzte, um den Krebs zu besiegen. Er beschreibt selbst, dass die betroffenen Stellen nach 4–5 Tagen komplett verheilt waren. Weiter soll der Mann (Rick Simpson) über 5000 Menschen mittels Cannabis-Öl geheilt haben. Hierbei handelt es sich allerdings um hochprozentiges THC-Öl, welches als Rick Simpon Oil (RSO) bekannt ist.

Cannabis-Extrakte sind mit großer Sicherheit, auf dem Vormarsch in der Medizin. Übrigens wurden auf antiken religiösen Schriftrollen der Perser Aufzeichnungen entdeckt, die Hanf an sich als die Heilpflanze Gottes bezeichnen." (1)

Einige Forschungsergebnisse sind eindeutig in Bezug von CBD auf Krebs:
„Das National Cancer Institute, das nach US-Recht verpflichtet ist, die Amerikaner über Krebs und die neuesten Forschungsbemühungen aufzuklären, zeigt sogar, dass Cannabis tatsächlich Krebszellen tötet. Die Organisation gibt zu, dass die Cannabinoide in Cannabis das

Tumorwachstum hemmen, indem sie Zellen zum Absterben bringen, das Zellwachstum blockieren und die Entwicklung der Blutgefäße blockieren, auf die Tumore für das Wachstum angewiesen sind. Eine Studie aus dem Jahr 2013 zeigt, dass Cannabidiol (CBD) ein sehr wirksames Mittel gegen Krebs ist, was wichtig ist, weil Forscher auch feststellten, dass einige Krebszellen tatsächlich empfindlicher auf CBD-induzierte Apoptose (Zelltod) reagieren. Eine Studie zeigt spezifisch, dass THC bei Hirntumoren wirksam ist, einer besonders aggressiven und typischerweise tödlichen Form von Krebs. Die Anzahl und die Krebsarten, die Cannabis nachweislich behandelt, sind wirklich erstaunlich." (2)

(1) https://cbdratgeber.de/therapie/krebs/)
(2) https://www.die-gesunde-wahrheit.de/2019/03/20/cannabis-vernichtet-krebszellen/
(3) https://www.cbd-gesundheit-info.de/studien-forschung-wirkung/

Kann CBD bei Fatigue helfen?

Da Fatigue, die abnorme Erschöpfung und Erschöpfbarkeit, nicht nur bei MS, sondern auch bei **Krebskrankheiten**, Fibromyalgie und anderen chronischen Erkrankungen vorkommen kann, möchte ich ihr hier auch Aufmerksamkeit widmen.

CBD und FATIGUE
Wer meine Blog-Beiträge regelmäßig verfolgt, weiß, dass auf diese Frage von mir nur ein klares und eindeutiges JA kommen kann.

Seit ich CBD-Öl nehme, verbesserte sich meine Fatigue enorm und die von mir überaus gefürchteten Fatigue-Attacken, die sich noch auf die Grunderschöpfung Fatigue draufsetzen, werden deutlich weniger und bleiben manchmal tagelang aus!

✓ Das bedeutet für mich, dass ich eine deutlich höhere Lebensqualität habe.

Und ehrlich: ich sage das nicht nur so, sondern das CBD hilft mir WIRKLICH! Menschen, die mich von vor gut 2 Jahren und länger kennen, erkennen mich zum Teil kaum wieder und sprechen mich auf Veranstaltungen oder gar auf der Straße an, ob es mir besser ginge, da ich gelöster und fitter aussehe und auch stabiler geworden sei – das heißt, ich kann es bei Veranstaltungen auch mal länger aushalten!

Was ist Fatigue bei MS?
In diesem Artikel: http://multiple-arts.com/was-ist-fatigue-bei-ms/ habe ich genau beschrieben, was Fatigue ist!

Ich möchte das Wichtigste in Bezug auf CBD nochmal erläutern:

Primäre Fatigue:
Die primäre Fatigue ist die direkte Folge der Schädigung des zentralen Nervensystems durch die Erkrankung (die MS-typischen Schädigungen haben eine Verlangsamung der Reaktionen zur Folge, was dann zu dieser abnormen Müdigkeit führt).
Speziell die Schädigung des Myelins, der Schutzschicht der Nerven, hat eine Verlangsamung der Reizweiterleitung zur Folge. Dies könnte die extremen Symptome erklären.
Des Weiteren wird vermutet, dass Fatigue mit der Schädigung der Nebennierenrinde zusammenhängt. Die Nebennierenrinde ist Bestandteil der Nebennieren, die sich am oberen Rand der Nieren befinden. Dort werden lebenswichtige Hormone produziert. Und diese sind auch für die Leistungsbereitschaft zuständig. Chronische Entzündungen führen stets auf Dauer zur Schwächung der Nebennierenrinde.
Meine Osteopathin hat mir erklärt, dass Fatigue – CBD / Hanf hilft:
Da Hanf entgiftend wirkt, ist es somit auch GUT für Nieren und Leber. Die Leber wiederum ist - ganzheitlich betrachtet - ein wichtiges Organ um Lebens-Energie zu spenden. Meine Osteopathin hatte mir

von der ersten Untersuchung an gesagt, dass meine Erschöpfung mit der Leber zu tun hätte und hat viel daran gearbeitet. Sie war total begeistert, als ich ihr dann von meinem CBD-Öl erzählte und meinte, das wirke in meinem Fall dann direkt auf die Leber, entgifte und würde mir somit zu mehr Kraft und Energie verhelfen – und: sie hat Recht behalten!

CBD und die primäre Fatigue:

Das heißt also: CBD ist gut für Leber und Niere, die wiederum das Hormonsystem mit beeinflussen. Es ist entzündungshemmend (nachgewiesen), was wiederum für die MS an sich und den ganzen Prozess förderlich und heilend ist. Laienhaft stelle ich mir vor, wenn das CBD die Entzündungen minimiert und den Körper, bzw. das ganze System entlastet, können vielleicht auch die Reizweiterleitungen wieder einfacher funktionieren. Dadurch, auch mit Hilfe der Nieren, könnte die Leistungsbereitschaft wieder steigen.

Sekundäre Fatigue:

Die sekundäre Fatigue hingegen ist nicht direkt auf die MS zurückzuführen, sondern kann als Folge von nicht direkt im Zusammenhang mit MS stehenden Faktoren auftreten. Es handelt sich hierbei um Müdigkeitserscheinungen, die ausgelöst durch verschiedene Faktoren eine Rolle spielen. So schränken Schlafstörungen die Leistungsfähigkeit am Tage ein und erhöhen die Ermüdbarkeit. Symptome wie Geh- und Sehstörungen können dazu führen, dass alltägliche Tätigkeiten für den Körper sehr anstrengend sind und schneller eine Erschöpfung eintritt.

CBD und die sekundäre Fatigue:

Bei der sekundären Fatigue können durch CBD beispielsweise die o.g. Schlafstörungen, die für eine allgemeine abnorme Müdigkeit und auch den Leistungsabfall verantwortlich sind, ausgehebelt werden. Denn CBD gilt als schlaffördernd.

Bei mir ist es zwar so, dass mich CBD wach macht (und mir deshalb auch so gut gegen die Fatigue hilft), aber es entspannt mich – ich konnte sogar mein Antidepressivum mehr als um die Hälfte verringern – und meine Schlafqualität hat sich trotzdem deutlich verbessert.

Ich brauche ja immer mal wieder Schlaftabletten, wenn ich nach schweren oder aufregenden Tagen so gar nicht zur Ruhe komme. Mir ist aufgefallen, dass ich sie nun deutlich seltener brauche und das ist für mich eine kleine Sensation!

Des Weiteren wurde meine Geh-Fähigkeit auf Grund der regelmäßigen Einnahme des CBD besser, da ich mich insgesamt stabiler fühle, wieder mehr Kraft und Konzentration habe und somit auch mehr Ausdauer und Stabilität.

Das ist mir beim Gassi-Gehen aufgefallen – ganz praktisch, als ich eines Tages den Anstieg auf dem Rückweg fast problemlos schaffte und nicht zigmal zwischendurch stehen bleiben musste. Das wiederum baut Muskeln auf und gibt auch psychische Sicherheit, was ein toller Motivator für „noch mehr" ist.

Mein Fazit: CBD und Fatigue:

Das heißt also: CBD ist deshalb ein „Allround-Könner", der körperlich UND psychisch stabilisiert, mehr Selbstvertrauen gibt, und somit deutlich mehr Lebensqualität schenkt. Für mich ein echter Gewinn und ein Geschenk ans LEBEN, an meine Lebendigkeit und vor allem in meinem Alltag!

Epilepsie und CBD

„Epilepsie" heißt griechisch „Angriff oder auch Überfall". Wer schon Menschen im epileptischen Anfall erlebt hat, möchte dies ganz sicher nicht mehr erfahren müssen. Die Anfälle reichen von motorischen Störungen über starke Fieberkrämpfe bis hin zum kompletten körperlichen Kontrollverlust des Patienten. Epilepsie kann durch verschiedene Ursachen entstehen.

Wie kann CBD bei Epilepsie helfen?

„Da das kleine Molekül CBD erstrangig über eine hemmende Wirkung verfügt, kann das Cannabidiol bei Epilepsie sehr wohl den Symptomatiken entgegenwirken. Das ist zwar nicht offiziell medizinisch belegt, doch können diverse Studien an tatsächlich Erkrankten belegen, dass CBD bei Epilepsie vorbeugen bzw. eindämmen kann. So wurden zum Beispiel bei 15 freiwilligen Probanden über ein Zeitfenster von dreißig Tagen täglich 3 mg CBD (pro Kilo Körpergewicht) verabreicht. Davon bekamen unwissend 8 Probanden das CBD und 7 ein Placebo (Traubenzucker). Am Ende der Studie berichteten die Probanden, dass 50% von ihnen erhebliche Abschwächungen der Anfall-Symptomatik erleben durften und 3 von ihnen sogar gar keine Anfälle mehr bekamen. Die Patienten, die Placebo bekamen, haben natürlich keine Veränderungen festgestellt.

Cannabidiol weist in erster Linie eine blockende wie auch hemmende Wirkung vor, die sich auf die menschlichen Rezeptoren und das Nervensystem positiv auswirkt. Der Wirkstoff reguliert das Durcheinander der Botenstoffe und reguliert so die Symptomatiken der Epilepsie. Zudem verfügt CBD auch über eine entkrampfende Wirkung, die sich ebenfalls unbedingt als positiv bei der Behandlung gezeigt hat. CBD ist zwar kein alleiniges Heilmittel für Epilepsie. Es kann aber durchaus als positiver Katalysator in der Wechselwirkung anderer angewandter Medikamente wirken. Das kleine Heilmittel Cannabidiol soll übrigens schon im Mittelalter gegen Epilepsie angewandt worden sein." (Quelle mit freundlicher Genehmigung: https://cbdratgeber.de/therapie/epilepsie/)

CBD Studien über Epilepsie

Laut der Webseite https://heal-nature.com/cbd-studien/ sollen schon seit Jahrhunderten Cannabis-Wirkstoffe gegen Epilepsie eingesetzt worden sein. Das liest man auch in vielen anderen Berichten. Da CBD bekannter Weise ja vor allem auch aufgrund entkrampfender und schmerzstillender Wirkungen eingesetzt wird, war die Idee, dass CBD auch bei Epilepsie helfen könnte, gar nicht so weit her gegriffen.,

„Einige CBD Studien beschäftigen sich mit der Frage, ob bei Epilepsie CBD Sinn macht. Mit erstaunlichen Ergebnissen. Im Oktober 2017 kam eine CBD Studie zu dem Ergebnis, dass bei über 50% der

Teilnehmer eine Reduzierung der Anfälle eintrat. Oft sogar ein vollständiges Ausbleiben der Symptome. Eine Verbesserung der allgemeinen Lebensqualität wurde messbar. (https://heal-nature.com/cbd-studien/)

Anti-epileptische Wirkung bei Kindern

Da ich mich hiermit gar nicht auskenne und auch nichts verfremden möchte, will ich wirklich nur einen Bericht zitieren (wobei ich mittlerweile viele solcher Artikel mit gleicher Aussage gelesen habe):

„Eine interessante und relativ neue Studie führte Dr. Robert Carson der Vanderbilt Universität durch. Veröffentlicht wurden die Ergebnisse unter dem Titel „Efficacy of artisanal preparations of cannabidiol for the treatment of epilepsy: Practical experiences in a tertiary medical center" (2018).

Das Team um Carson untersuchte den Einfluss von CBD-Öl auf 108 Kindern mit Epilepsie. Bei 39 % der Patienten wurden die epileptischen Anfälle um mehr als 50 % reduziert und bei einem Anteil von 10 % verschwanden die Anfälle sogar komplett. Die häufigste Nebenwirkung war eine Art Sedierung, also eine einschläfernde Wirkung des CBDs. Dies betraf allerdings nur weniger als 4 % der Kinder. Eine gesteigerte Aufmerksamkeit und verbesserte verbale Interaktionen wurden von 14 % der Kinder berichtet. Generell findet Carson wenige signifikante Nebenwirkungen bei erstaunlichen Behandlungserfolgen." (https://cannadoc.net/cbd/studien/)

Akne und CBD

Das Gute ist: man „sieht", dass CBD bei Hautproblemen hilft. Ich habe das selbst schon ausprobiert und auch auf meinem Blog dokumentiert. Und so gibt es auch immer mehr Erkenntnisse über das Potenzial von Cannabinoiden, die die Symptome von Akne lindern.

Akne ist eine hormonell bedingte Krankheit, was das vermehrte Auftreten während der Pubertät erklärt und ist als solche auch von einem Spezialisten zu behandeln!

Meistens werden ja CBD-Öle in den Mund geträufelt, aber dank ihrer guten Aufnahmefähigkeit über die Haut können sie auch bei dem direkten Auftragen auf die Haut ihre Wirkung entfalten.

Bei Akne - und allgemein bei unreiner Haut - sind die Talgdrüsen besonders aktiv. Diese werden überwiegend durch Hormone gesteuert und sorgen für die Talgproduktion (was sich schließlich in fettiger Haut äußern kann). Wenn die Hormone in ein Ungleichgewicht geraten, kann man das dann an der Hautoberfläche erkennen. Die verstopften Drüsen entzünden sich schließlich, es kommt zu Narbenbildung und weiteren Entzündungsverläufen.

Das Endocannabinoidsystem habe ich ja bereits auf Seite 23 erklärt. Das Besondere ist immer wieder, dass es die Funktion zahlloser Körperteile regulieren kann. Im Grunde funktioniert es so, dass es körpereigene Endocannabinoide produziert.

In den Talgdrüsen und Haarfollikeln wurden interessanter Weise entsprechende Endocannabinoid Rezeptoren gefunden. Diese interagieren mit dem Cannabinoid und wirken an genau diesen Stellen – „im Fall Akne" an der Haut. „Da die Talgdrüsen ebenfalls mit den körpereigenen Cannabinoiden zusammenarbeiten, wäre die Annahme nur logisch, dass zusätzlich zugeführte Cannabinoide einen verstärkten Effekt auf das Hautbild haben könnten. Erfahrungsberichten zufolge wurde genau dieses, ergo eine Regulation der Talgdrüsenaktivität, bestätigt." (2)

Bekannt ist ja, dass CBD eine anti-entzündliche Wirkung hat. Ein Pickel beispielsweise ist ja eine Entzündung der Talgdrüse. Und hier kommt noch einmal das CBD ins Spiel, denn es vermindert nicht nur eine übermäßige Talgproduktion, sondern bekämpft auch die Entzündung bei Akne.

(1) https://hanfjournal.de/2018/08/09/cbd-und-akne/
(2) https://www.cbd-vital.de/magazin/cbd-allgemein/ideale-pflege-bei-akne-mit-cbd

CBD bei Insektenstichen, Pickeln und Wunden

Kann CBD bei Hautproblemen helfen?

Ich sage: JA und habe darüber ja auch schon berichtet: Mein kleiner Selbstversuch mit CBD-Öl als äußerlich angewandtes Mittel – ich habe eine entzündete Zyste am Auge geheilt. (Text im Anschluss).

Außerdem hatte ich einen fürchterlichen Insektenstich, der nicht nur gejuckt, sondern auch geschmerzt hat. Ich habe von meinem 10%igen CBD-Öl morgens einen Tropfen auf meinen Finger geträufelt und den Mückenstich damit eingerieben: das Jucken hörte sofort auf und abends war der Insektenstich fast ganz weg. Ich habe nochmals einen Tropfen des CBD-Öls darauf gerieben und am nächsten Morgen war der Stich kaum noch zu sehen und vor allem nicht mehr zu spüren.

Ist das nicht fantastisch? 2 Mal ein Tropfen und die Sache war erledigt, ohne dass ich (wie sonst) meine Cortison-Salbe über mehrere Tage hinweg benutzen musste.

CBD bei Hautkrankheiten

„Die Haut ist unser größtes Organ. Bei einem ausgewachsenen Menschen beträgt die durchschnittliche Hautfläche circa 2 qm. Das ist natürlich von der Größe und des Gewichts abhängig. Unsere Haut dient natürlich in erster Linie zum Schutz unseres Körpers und der Organe. Weiter dient die Haut aber auch als Sprachrohr für unser organisches und psychisches Innenleben. Das bedeutet, dass sich viele Krankheiten auch über die Haut äußern beziehungsweise zeigen können.

Obgleich die Haut von außen betrachtet ein sehr robustes Organ ist, ist sie unter der Oberfläche auch sehr sensibel. Entzündungen, Verletzungen und aber auch Stoffwechselstörungen und psychische Belastungen geben sich so auf unserer Haut optisch zu erkennen. Weiter ist unsere Haut für die Aufnahme von dem lebenswichtigen Vitamin D (Sonnenvitamin) und Sauerstoff zuständig.

Unsere Haut gehört sogar selbst zu unserem Verdauungssystem. So werden über die Haut Gifte und andere nicht verwertbare Stoffe ausgeschieden. Die Haut leistet eine Menge Arbeit und ist somit nicht nur unser größtes, sondern auch wichtigstes Organ. Hautkrankheiten gibt es viele. Beginnend mit Akne, über Schuppen- und Knötchenflechte, bis hin zu Hautkrebs.

Weiter gibt es noch unzählige Allergien, die sich ebenfalls über die Haut äußern. Hautkrankheiten können vererbt oder auch durch äußere Einflüsse (Allergien, Nahrung, Drogenmissbrauch, psychische Krankheiten) begünstigt werden. Die wohl bekanntesten Hautkrankheiten sind die pubertätsbedingte Akne, die Neurodermitis und der Hautkrebs.

Generell kann man sagen, dass CBD wohl eine der vielversprechendsten Entdeckungen ist, um Hautkrankheiten einzudämmen oder gar gänzlich zu heilen. CBD wird mittlerweile weltweit erfolgreich gegen nahezu alle Typen von Hautkrankheiten eingesetzt. Etliche Dermatologen sind von der entzündungshemmenden und auch blockenden Wirkung von Cannabidiol überzeugt. CBD ist innerlich wie auch äußerlich anwendbar. Deswegen stellt es unbedingt ein potenzielles Heilmittel dar, um gegen Hautkrankheiten und deren Ursachen anzugehen. (1)

„Gerade bei schweren Hauterkrankungen kann Cannabidiol unbedingt unterstützend wirken. In der Dermatologie sind Hanfprodukte und gerade das CBD schon sehr lange für ihre heilende Wirkung bekannt. In einer unabhängigen Studie wurde jüngst wiederholt belegt, dass CBD durch seine hemmende Wirkung gerade bei diesem Krankheitsbild eine perfekte Ergänzung zum medikamentösen Heilungsprozess darstellt." (2)

CBD als Creme und Salbe

Angesichts der Popularität der Cannabis-Pflanze ist es nicht verwunderlich, dass es auch seinen Weg in die Hautpflege gefunden hat.

CBD ist stark entzündungshemmend und wirkt antibakteriell – also eigentlich doch die perfekte Zusammenstellung für Hautprobleme und Haut-Entzündungen, oder?

Auf Grund dieser wunderbaren Eigenschaften hilft CBD auch im Akutfall und sogar für alternde Haut, die durch chronische Entzündung verursacht wurde. Außerdem reduziert CBD die Trockenheit und Empfindlichkeit der Haut und reguliert sie, da das Hanfsamen-Öl sehr feuchtigkeitsspendend und ausgleichend wirkt.

Meine sehr empfindliche Haut wurde auf Grund der oralen Einnahme des CBD-Öls deutlich besser, reiner und robuster.

Und natürlich kann man CBD deshalb auch gegen Insektenstiche einsetzen.

CBD bei der Wundheilung

Über die Rolle von CBD bei der Wundheilung ist ja bereits einiges bekannt – auch, dass CBD aktiv an der Wundheilung beteiligt ist und schmerzlindernd wirkt.

Es gibt sogar Studien, dass CBD hocheffektiv gegen Bakterien ist und manchmal gar ein Antibiotikum ersetzen kann. (Das habe ich ja bei meiner entzündeten Zyste tatsächlich so erlebt).

Da CBD auch ein Antioxidans ist, schützt CBD auch die Hautzellen vor Erkrankungen und kann sogar die Ausbreitung von Hautkrebs abwenden.

> ➢ Lokal aufgetragene Cannabispräparate besitzen eine starke schmerzlindernde, entzündungshemmende und keimtötende Eigenschaft.

So soll CBD auch bei **Schuppenflechte, Juckreiz und Akne** helfen. Das Besondere an CBD ist, dass die Cannabinoide nicht wasserlöslich sind, dafür aber in Fetten und organischen Lösungsmitteln – das ist der Grund, warum sie auch in Form von Cremes und Salben viel besser aufgenommen werden können.

(1) https://cbdratgeber.de/therapie/hautkrankheiten/
(2) https://cbdratgeber.de/therapie/akne/

Kleiner Selbstversuch mit CBD-Öl
als äußerlich angewandtes Mittel

Zyste heilen mit CBD

Zur Vorgeschichte: Ich hatte seit ein paar Monaten eine Zyste an der rechten Augenbraue. Sie fing an zu stören als sie sich entzündete und zu einem wirklich unansehnlichen, juckenden und schmerzenden MEGA-Pickel mutierte.

Hautarzt: Ich musste 10 Tage lang ein hochdosiertes Antibiotikum nehmen, das erst nach gut einer Woche überhaupt anschlug. Die Heilung war eine recht langwierige Sache und ich verdoppelte dann zum Glück meine orale CBD-Öl-Dosis und danach ging es etwas schneller mit der Abheilung. Ich hatte Glück und die Entzündung verschwand und die Zyste ging fast ganz weg.

Immunkampf

Nun plötzlich fing sie wieder an sich zu entzünden und mit Panik sah ich dem starken Antibiotikum entgegen, das ich nicht gut vertragen hatte!

Abends hantierte ich mit einem fast leeren Fläschchen CBD herum und dann kam mir die IDEE!

Ich tropfte vorsichtig aus dieser Flasche einen Tropfen heraus und strich mir damit meine angeschwollene Zyste ein. OK, der Geruch war nicht lecker – aber was tut „frau" nicht alles um einem Antibiotikum zu entgehen!

Ich dachte mir: Wenn mir das CBD-Öl sooo gut gegen die Fatigue hilft, mir so viel Kraft und Kondition gibt, wenn ich es oral einnehme, dann hilft es mir ja vielleicht auch äußerlich!

Und tatsächlich: Am nächsten Morgen war die Entzündung nicht größer geworden – JUHU! Ich behandle es nun 3x täglich mit einem Mini-Tropfen CBD-Öl und war begeistert: die Entzündung ging zurück, die Zyste und vor allem die Schwellung wurde wieder kleiner.

CBD wirkt scheinbar wie ein Antibiotikum! Sozusagen habe ich nun ein ganz natürliches Antibiotikum für mich gefunden!

Kosten:

Da ich immer meine leeren Fläschchen auspresse, ist es eher eine sinnvolle Abfallverwertung und kostet mich noch nicht einmal ein neues Fläschchen.

Das Antibiotikum damals musste ich ja ebenfalls zuzahlen und da ich mir immer, wenn ich Antibiotikum nehme, noch ein Probiotikium dazu kaufe, um meinen Magen-Darm-Trakt zu schützen und zu unterstützen, war diese letzte Medikamentation für mich deutlich teurer. (Es hat mich 30€ gekostet plus die 5€ Zuzahlung = 35€!)

> ➤ Ein ganzes Fläschchen 5%iges CBD-Öl kostet nur 29,90€ und ich habe bis jetzt wirklich nur wenige Tropfen benötigt und mir noch dazu eine rein pflanzliche biologische Behandlung zuteilwerden lassen!

Warum Hanf-Öl /CBD gut für die Haare ist!

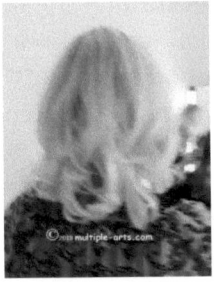

© miss multiple-arts.com

CBD und HAARE & NÄGEL

Bei meinem letzten Friseurbesuch sprach mich meine Friseurin (die meine Haare nun schon ewig kennt) an, was denn mit meinen Haaren los sei: sie seien plötzlich so stark und fest!

Im ersten Moment war ich ratlos, dann fiel mir mein CBD-Öl ein und dass ich mich vor ein paar Tagen schon über das enorme Wachsen meiner Fingernägel wunderte.

DAS Aha-Erlebnis war da: mein CBD-ÖL ist der positive Verursacher, dass meine Haare schneller wachsen, dichter und fester werden und meine Nägel ebenfalls stabiler geworden sind und nicht mehr einreißen!

Ich habe mich wirklich sehr darüber gefreut, denn meine Haare hatten die Tendenz auszudünnen und kraftloser zu werden. Nun also ist das Gegenteil der Fall, was sogar meiner langjährigen Friseurin auffiel.

Ich wäre nicht ich, wenn ich nicht recherchieren würde, WARUM dies so ist.

CBD stärkt die Haare

Hier also meine Ergebnisse: Natürlich wirkt CBD auf den kompletten Organismus regulierend und entzündungshemmend. Dass dies auch Haare und Nägel betrifft, ist dann ja fast schon logisch. Ebenso soll die Anwendung von CBD auch für starke Zähne und für eine Verbesserung des Zustandes des Zahnfleisches sorgen.

Ebenso hilft es bei der Förderung der Darmfunktion und zur Unterstützung des urogenitalen Systems.

Das völlig legal erhältliche CBD-Öl (oder auch als Kapseln oder zum Verdampfen usw.) gilt als Nahrungsergänzungsmittel und wird oral eingenommen, kann aber auch – gerade bei Hautentzündungen und Pickeln – direkt auf die Haut aufgetragen wurden. (Siehe meinen Artikel dazu: „Kann CBD bei Pickeln, Insektenstichen und Hautproblemen helfen?"/S. 67)

Das Gute an Hanf ist, dass er alle essentiellen Fettsäuren enthält, die der Körper benötigt. Diese Fettsäuren stimulieren unter anderem das Wachstum der Haut und der Haare. Gamma-Linolensäure ist ein weiterer Inhaltsstoff im Hanföl, der sehr gut für das Haar ist. Diese Säure kann gegen Trockenheit der Kopfhaut und des Haares helfen. Ein weiterer guter Inhaltsstoff ist das Protein selbst. 97% des menschlichen Haares besteht aus Protein. Da 25% des Hanföls aus Protein ist, hilft es dem Haar. Eine Proteinzufuhr stärkt das Haar und verbessert das Gefühl und seine Erscheinung. (Angelehnt an: http://hanföl.biz/2015/warum-hanfoel-gut-fuer-deine-haare-ist/)

CBD beinhaltet ja auch ganz unterschiedliche Vitamine und Mineralien. Wenn nun das CBD-Öl auf die Haut aufgetragen wird, wird es direkt durch die Haut absorbiert. Dies ist besonders wertvoll, da die Haut
ja das größte Organ des menschlichen Körpers ist. Und wenn es nun
direkt da aufgetragen wird, wo es benötigt wird, kann es auch direkt dort
wirken und muss nicht im Blutkreislauf absorbiert werden.

HAARE brauchen Mineralstoffe

Wie jeder andere Teil des Körpers benötigen auch die Haare die rich-
tigen Vitamine und Mineralien um gesund und stabil zu bleiben. Neben
vielen Mineralstoffen und Vitaminen enthält CBD auch andere wichtige
Nährstoffe, Proteine und Fettsäuren. Besonders scheinen die Vitamine
C und E, die beide im CBD vorkommen, gut für die Haare und Nägel
zu sein.

„Vitamin B ist ein wichtiges Vitamin beim Aufbau von Haut, Haaren
und Nägeln. Ein Mangel an Vitamin B kann zu Haarausfall führen. Vitamine A und D helfen einer gesunden Haut und lassen die Haut gesund
und weich aussehen, da Vitamine wichtige für die Reparatur Ihrer Haut
sind. Mangel an A- und D-Vitaminen kann zu trockener und schuppiger
Haut führen. Darüber hinaus ist Vitamin A auch als wichtiges Vitamin
für das Wachstum von Hautzellen bekannt. Darüber hinaus ist die
Hanfpflanze besonders für die Haarpflege geeignet, da die Pflanze reich
an Omega 3 und 6 Fettsäuren ist, die das Haar weich machen. Es hilft
auch, die äußere Schicht der Haare zu schützen, was dazu beiträgt, das
Haar glatter und jünger aussehen zu lassen." (Quelle: https://cbdo-
ele.de/cbd-ol-haut-und-haaren/)

CDB kann helfen, den Lebenszyklus von Zellen zu regulieren und
somit zu gesünderer Haut, sowie auch zu gesunder Haarstruktur und
festeren Nägeln zu verhelfen.

Kein Wunder also, wenn man nach einiger Einnahmezeit des CBD
auch solche positiven Veränderungen spürt.

Im Internet gibt es auch Anleitungen, wie man sich CBD-Shampoo
selbst herstellen kann. Die einfachere Variante ist, sich - wer mag - zusätzlich einfach einen oder mehrere Tropfen CBD-Öl unter das Sham-
poo zu mischen. Bei mir hat allerdings die normale orale Einnahme
schon ausgereicht um diese Verbesserung festzustellen!

Schlafprobleme und Stress

Stress/ Anspannung bezeichnet zum einen die durch spezifische äußere Reize (Stressoren) hervorgerufene psychische und physische Reaktionen bei Lebewesen, die zur Bewältigung besonderer Anforderungen befähigen, und zum anderen die dadurch entstehende körperliche und geistige Belastung. (1)

Das heißt, dass Stress eine Form der Auswirkung von Belastungen ist. Man kann zwar lernen stressigen Situationen aus dem Weg zu gehen oder sie adäquat zu bewältigen, aber nicht immer lässt sich Stress vermeiden.

Dauerhafter Stress ist sehr schädlich und „macht" natürlich auch etwas mit unserem Körper. Bauchkrämpfe oder Herzklopfen vor Aufregung oder Schweißausbrüche in uns ängstigenden Situationen: das kennen wir alle.

Auch Schlafentzug kann den Stresskreislauf verstärken und zu einem Gefühl von Überforderung führen.

In schwereren Fällen macht uns Stress krank und mindert die Leistungsfähigkeit und dies kann zu psychischen Störungen wie Depressionen oder Burnout führen.

Wie schon beschrieben hat CBD eine beruhigende Wirkung und entspannungsfördernde Eigenschaften. CBD führt auch nicht zur Abhängigkeit, wie viele Medikamente zur Behandlung von Schlafstörungen und/oder psychischen Beeinträchtigungen.

Kann CBD bei Stress helfen?

„Es gibt wohl kaum eine vielversprechendere Arznei auf pflanzlicher Basis, die gegen Stress helfen kann, als das CBD. Eine permanent körperliche Belastung, kann zu seelischem Stress führen, der sich dann in einer Eigendynamik zu einer seelischen Belastung weiterentwickelt. Bei der körperlichen Belastung kann CBD natürlich nicht helfen. Hier gilt es, seine Tätigkeiten zu überdenken und gegebenenfalls Maßnahmen zu ergreifen.

Die dadurch entstandenen seelischen Belastungsstörungen hingegen kann das Cannabidiol ziemlich erfolgversprechend angehen. Der körpereigene Botenstoff Adrenalin wird bei akutem und langanhaltendem Stress in unterschiedlicher Intensität ausgeschüttet. Adrenalin ist ein überlebenswichtiger Botenstoff. Er dient in erster Linie dazu, unser Leben zu schützen. Befinden wir uns in Gefahr, schüttet unser Körper Adrenalin aus. Dadurch werden Reserven in unserem Bewegungsapparat freigesetzt, um zu flüchten oder um uns kampfbereit zu machen.

Auch schärft dieser Botenstoff gleichermaßen unsere Sinne. Adrenalin findet übrigens auch medizinisch eine Verwendung, um zum Beispiel einen Herzinfarkt zu regulieren. Adrenalin ist praktisch der hochprozentige Zündstoff aller Botenstoffe. Dieser wird vom Körper auch wieder schnell abgebaut, da ein langanhaltendes Adrenalin-Vorkommen lebensbedrohlich werden kann.

Kommt es zu einer Überproduktion, die durch dauerhaften Stress bedingt ist, können organische wie auch seelische Schäden entstehen. CBD kann bei Stress unbedingt regulierend und auch eindämmend wirken. So lässt sich durch das CBD nicht nur die übertriebene Ausschüttung von Adrenalin korrigieren, sondern kann Cannabidiol es auch gar nicht erst soweit kommen lassen.

Damit ist gemeint, dass CBD im Allgemeinen eine beruhigende Wirkung aufzeigt – die Toleranzgrenze wieder aufwertet. Dabei ist es wichtig zu erwähnen, dass CBD keine Rauschzustände hervorruft.

Natürlich sollte man auch selber versuchen herauszufinden, was die Ursachen für den Stress sein könnten. Sport und Bewegung können einen guten Ausgleich darstellen, um Stress abzubauen. Haben sich die Symptome weiter verschärft und sind beispielsweise in einer Depression gemündet, sollte unbedingt ein Arzt zurate gezogen werden.

CBD kann nachweislich zuverlässig bei allen stressbedingten Subsymptomen erfolgversprechend angewandt werden. Auch die Einnahme über einen längeren Zeitraum ist ohne unerwünschte Nebenwirkungen möglich." (2)

(1) https://de.wikipedia.org/wiki/Stress
(2) https://cbdratgeber.de/therapie/stress/

Schlafen – und wie CBD-Öl helfen kann

Ursprünglich hatte ich das CBD-Öl ja ausprobiert, um besser einschlafen zu können und habe von nur 2 Tropfen die komplette Nacht HELLWACH gelegen, beziehungsweise gesessen und ein dickes Buch in einem Rutsch ausgelesen!

Das wiederum hat mich dann auf die Idee gebracht, dass mir das CBD-Öl als „Nebenwirkung" vielleicht gegen die Fatigue helfen könne und: VOILA: es ist mein persönliches Wundermittel gegen die Fatigue geworden.

Nun war mein Schlafproblem allerdings immer noch nicht gelöst und leider schlafe ich auch nach wie vor nur schwer ein.

Aber nun kommt mein ABER!

Denn ich schlafe deutlich tiefer und fester und bin somit morgens tatsächlich fühlbar wacher und erholter. Ich finde das super spannend, aber es hat fast ein Jahr Einnahme gedauert, bis diese tiefe Entspannung bei mir eingesetzt hat.

Ich bin nachts auch sehr geräuschempfindlich, werde bei dem kleinsten Laut wach, reagiere auf Bewegungen und Licht und so weiter!

Seit einiger Zeit merke ich, dass ich Manches nachts einfach scheinbar verschlafe, was ja für mich unglaublich ist! So stellte ich eines Tages morgens beispielsweise fest, dass sich mein Hund Smiley scheinbar gegen Morgen erbrochen hatte, denn es war eine frische Pfütze auf dem Schlafzimmerboden. Abgesehen davon, dass mir Smiley leidgetan hat, wunderte ich mich: ich habe sehr sehr feine Antennen und es war mir unverständlich, dass ich das Würgen nicht mitbekommen habe.

Smiley ging es gut, er war wohlauf und so konnte ich mich der Tatsache widmen, dass ich scheinbar so tief und fest geschlafen habe, dass ich das nicht mitbekommen habe!!!

Außerdem ist mir aufgefallen, dass ich mittlerweile oft vor dem üblichen Weckerklingeln wach werde und ich mich trotzdem fit fühle. Am Anfang traute ich dem Gefühl nicht so ganz, aber mittlerweile stehe ich dann beschwingter auf und genieße einfach den Tag etwas länger. So kann ich im Sommer zusätzlich ein bis zwei Stunden auf der Terrasse mit meinem Cappuccino und im Winter das Gleiche auf meiner Couch genießen. Geschenkte Stunden der Stille und Ruhe, des Genusses und der Muße.

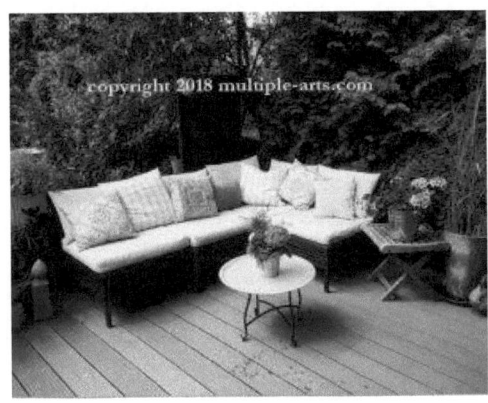

CBD bringt Gelassenheit und Muße

Andere MS`ler berichten, dass sie CBD bewusst zum Ein- und Durchschlafen nehmen und seitdem wundervoll schlafen!

Denn das ist auch toll: es scheint so, dass je länger es eingenommen wird, es noch ganzheitlicher wirken kann und seine Wirkung dann besonders entfalten kann.

> ➢ Das heißt: man darf die Hoffnung nicht aufgeben, wenn CBD nicht gleich oder sofort wirkt. Manchmal muss sich scheinbar ein gewisser „Spiegel" im Körper aufbauen.
> ➢ Und manchmal muss man experimentieren: mal mehr oder weniger Tropfen und auch mal eine andere Prozentzahl ausprobieren.

Denn bei mir hat sich die positive Wirkung durch das 27%ige Öl wirklich nochmals enorm erhöht!

Hilft CBD bei Migräne und Menstruationsbeschwerden?

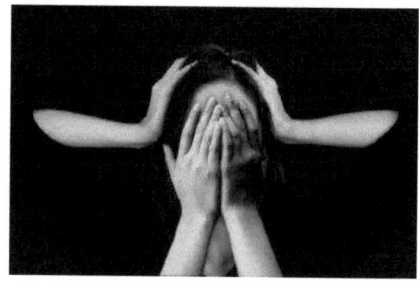

Was ist Migräne?

„Migräne ist eine neurologische Erkrankung unter der in Deutschland rund 10 % der Bevölkerung leiden.

Sie ist bei Erwachsenen typischerweise gekennzeichnet durch einen periodisch wiederkehrenden, anfallartigen, pulsierenden und halbseitigen Kopfschmerz, der von zusätzlichen Symptomen wie Übelkeit, Erbrechen, Lichtempfindlichkeit oder Geräuschempfindlichkeit begleitet sein kann.

Bei manchen Patienten geht einem Migräneanfall eine Migräne-Aura voraus, während der insbesondere optische oder sensible Wahrnehmungsstörungen auftreten. Es sind aber auch motorische Störungen möglich. Die Diagnose wird nach Ausschluss anderer Erkrankungen als Ursachen üblicherweise mit Hilfe einer Anamnese gestellt." (1)

Da Migräne - auch mit ihren „Vorboten" oder der Aura - oft manchen MS-Symptomen ähnelt, wurde mancher MS-Patient schon irrtümlich auf „Migräne" behandelt, bis weitere deutliche Symptome aufzeigten, dass es Multiple Sklerose ist (umgekehrt übrigens auch).

Außerdem leiden viele chronisch Kranke zusätzlich unter Migräne.

Bei mir waren die Migräne-Attacken besonders schlimm, als ich noch Interferon spritzte. (Mittlerweile bin ich ohne Basistherapie).

Kann CBD bei Migräne helfen?

„Das aus der weiblichen Hanfpflanze gewonnene CBD (Cannabidiol) weist in erste Linie eine blockende wie auch hemmende Wirkung auf. Das bedeutet, dass die körpereigenen Cannabinoide (Anandamid (AEA) und 2-Arachidonylglycerin (2-AG) positiv stimuliert auf das eingenommene Cannabidiol reagieren. Dabei entsteht ein Zusammenspiel bzw. es erscheint eine Wechselwirkung.

Im Fall der Migräne-Krankheit kann CBD wie folgt wirken: Die im menschlichen Gehirn vorhandenen Rezeptoren werden durch das CBD angeregt, das Senden und Empfangen von verschiedenen Botenstoffen zu verstärken. Unter anderem werden auch die Botenstoffe, die für das Ausdehnen und Zusammenziehen von Blutgefäßen zuständig sind, durch das Cannabidiol angesprochen. Dabei entsteht eine positive Wechselwirkung, die den Druck aus den ausgedehnten Blutgefäßen nimmt. Diese ausgedehnten Blutgefäße drücken auf bestimmte Regionen des Gehirns, was wiederum eine der Hauptursachen für den lähmenden Kopfschmerz bei Migräne darstellt. Weiter kann CBD bei Migräne ebenso auf das komplette Nervensystem entkrampfend und entspannend wirken.

Cannabidiol bei Migräne eingenommen kann ebenfalls der Übelkeit und den Verdauungsstörungen entgegenwirken, da CBD eben auch bei vielen Magen- und Darmkrankheiten eingesetzt wird. Weiter wirkt Cannabidiol auch durch die Tatsache, dass CBD die körpereigene Produktion von Glutamat eindämmt, was sich ebenfalls als extrem schmerzlindernd erweisen kann." (2)

Das Gute ist, dass Cannabidiol die Ausschüttung von Serotonin regelt. Dabei sorgt ein balanciertes Gleichgewicht für eine rasche Verbesserung der Migränesymptome Übelkeit und Brechreiz. Dadurch, dass sich durch das CBD auch die Gefäße verengen, wird zusätzlich der Kopfschmerz reduziert.

Meine Erfahrungen mit CBD (Cannabidiol):

Da mir das CBD so unglaublich gut hilft, wurde ich im Laufe der Zeit kraftvoller, energiegeladener, konzentrierter und ausdauernder. Da sich CBD beruhigend auf die Psyche auswirkt, wurde ich gelassener und somit auch mutiger. Denn das habe ich für mich und auch bei vielen anderen Betroffenen festgestellt.

> Wenn man sich wieder mehr zutraut, dann wird man auch insgesamt stabiler.

Ich selbst habe mittlerweile zum Glück nur noch ganz selten Migräne! Aber, und das ist für mich sowieso ein wundervoller Effekt des Cannabidiols: seit ich CBD nehme und Schmerztabletten einnehmen muss, wirken diese DEUTLICH schneller!

Gerade bei Migräne soll man ja bei den ersten Anzeichen/Vorboten Medikamente einnehmen. Seit ich CBD nehme, habe ich keine speziellen Migräne-Tabletten mehr gebraucht, sondern nehme nur noch handelsübliche Schmerztabletten ein – die nicht verschreibungspflichtig sind.

Allein DAS ist für mich schon wundervoll, denn ist gut ohne solch starke Medikamente zurechtzukommen.

Außerdem wurde ich ja insgesamt viel entspannter und gelassener durch die Einnahme des CBD und konnte sogar mittlerweile fast komplett mein Antidepressivum absetzen.

Diese innere Ruhe und Gelassenheit macht sich natürlich auch in punkto Schmerzen und Migräne bemerkbar – denn wenn der Stresslevel sinkt, ist die Gefahr (bei mir zumindest) für eine Migräne geringer.

Menstruationsbeschwerden

„Während der Periode leiden Frauen vermehrt unter Unterleibsbeschwerden und hormonell bedingten Kopfschmerzen. Einige Anwender berichten über positive Erfahrungen mit CBD während der Menstruation. Als Insidertipp gelten einige Tropfen CBD Öl auf einem Tampon. Eingeführt soll er Unterleibsschmerzen effektiv beseitigen können. In Hinblick auf diese Einsatzgebiete müssen jedoch noch Studien durchgeführt werden." (3)

LINKS:
1 - https://de.wikipedia.org/wiki/Migr%C3%A4ne
2 - https://cbdratgeber.de/therapie/migraene/
3 - https://www.supplements.de/cbd-oel/wirkung-studien/
4 - https://cannatrust.eu/wiki/migraene/

Depressionen und CBD

Dass CBD auf Grund der besseren Gelassenheit auch stimmungs-aufhellend funktioniert und somit auch bei der Behandlung von De-pressionen interessant ist, wird auch immer deutlicher.

In Tiermodellen hat es sich bereits bestätigt, dass sich die Motivation steigern ließ und dass diesbezüglich CBD zu positiven Wirkungen füh-ren kann.

„Besonders interessant war, dass es im Rahmen der Untersuchung zu einer Steigerung der Erregungsübertragung zwischen den Nerven-zellen kam." (1)

Kann CBD bei einer Depression helfen?

Depression „ist eine psychische Krankheit, die ihren eigentlichen Ursprung in unserem Nervensystem findet. Dort wird der Austausch von Botenstoffen reguliert und gesteuert. Dopamin, das selbst oft um-gangssprachlich als Glückshormon bezeichnet wird, ist einer der Haupt-botenstoffe, der für eine Depression relevant ist. Erfahren wir eine lang-anhaltende mangelnde Ausschüttung des Dopamins, so kann sich dieser Zustand in einer Depression manifestieren.

Weiter gibt es noch die genetisch (physisch) bedingte Depression. Hierbei handelt es sich um Missbildungen der Rezeptoren in unserem Gehirn. Diese Missbildungen verhindern das Andocken von Botenstof-fen. Dazu gehört zum Beispiel das Dopamin. Aber auch bei einer gene-tisch bedingten Depression kann CBD unterstützend gegen die Symp-tomatiken entgegenwirken.

Depressionen äußern sich in vielen Symptomen, die jedoch allesamt unseren Alltag erheblich beeinträchtigen können. Weiter entwickelt sich durch die Subsymptome eine Eigendynamik. Depressions-Patienten klagen oft über massive Schlafstörungen, Angstzustände oder auch Ess-störungen. Unbehandelt können diese Subsymptome die eigentliche Depression weiter nähren. Und auch hier kann das CBD entgegenwir-ken.

Die Hauptfunktion des Cannabidiol ist die der Regulierung von Bo-tenstoffen in unserem Nervensystem. Das wirkt sich unbedingt positiv auf die Behandlung einer Depression aus. Weiter können durch Depres-sionen auch psychosomatische Krankheiten entstehen. Leidet der

Geist, so leidet auch irgendwann der Körper. Schlaf- und Essstörungen können sich in Mangelerscheinungen zeigen, die dann körperlich sicht- und spürbar werden. Auch hier verfügt CBD über ein weites Wirkungsspektrum, um eben genau diesen Subkrankheiten entgegenzuwirken." (2)

(1) https://www.supplements.de/cbd-oel/wirkung-studien/)
(2) https://cbdratgeber.de/therapie/depression/

Hilft CBD bei Angststörungen und Panikattacken?

Was ist eine Angststörung?

Angststörung ist ein Sammelbegriff für mit Angst verbundene psychische Störungen. Ihr gemeinsames Merkmal sind exzessive, übertriebene Angstreaktionen beim Fehlen einer wirklichen äußeren Bedrohung.

Unterschieden werden dabei grob zwei Formen:

1. Diffuse, unspezifische Ängste treten spontan und frei flottierend auf und haben keine Situation oder Objekte als Auslöser.
2. Phobien sind dagegen auf konkrete Dinge ausgerichtet und an bestimmte auslösende Objekte, Situationen oder Räumlichkeiten gebunden (z. B. Tiere, Menschen oder Platzmangel)." (1)

Prinzipiell ist Angst ja etwas Sinnvolles, denn sie ist eine notwendige und normale Gemütserregung, deren entwicklungsgeschichtlicher Ursprung in einer Schutzfunktion liegt – wenn sie nicht krankhaft wird.

Angst kann 1000 Gesichter haben.

Und gerade chronisch Kranke leiden häufig noch an Depressionen, Angststörungen und/oder Panikattacken.

„In Deutschland allein leiden über 10 Millionen Menschen unter einer solchen Störung der Angst. Nicht selten münden unbehandelte Angstzustände in folgenschweren physischen Krankheiten. Oftmals erleiden Betroffene auch massive Verdauungsstörungen, Nervenstörungen, schweren Kopfschmerzen oder auch Essstörungen. Weiter können solche Zustände unbehandelt auch in einer Drogensucht enden.

Oftmals geben sich ein Angstzustand und eine Depression die Hand. Diese kann sich im Laufe der Zeit manifestieren. Generell kann man sagen, dass sich Angstzustände aber gut therapieren lassen. Oftmals reicht eine tiefenpsychologische oder auch verhaltenspsychologische Gesprächstherapie aus, um den Patienten von seinen Ängsten zu befreien. Weiter können solche Therapien auch von einem Psychiater begleitet werden. Hierbei wird medikamentös behandelt. Dies ist aber nur selten notwendig.

Dennoch: So harmlos das Krankheitsbild auch oftmals erscheinen mag, ist mit Angstzuständen keineswegs zu spaßen. Unbehandelt kann eine Angststörung wuchern und am Ende den Patienten übermannen. Und nicht selten kann die Verzweiflung des Betroffenen dann sogar zum Suizidgedanken führen." (2)

Kann CBD bei Angstzuständen helfen?

„Die Antwort kann man kurz und knapp halten: Ja. Cannabidiol (CBD) weist eine hemmende wie auch eindämmende Wirkung vor. Somit ist es im Grunde die ideale Medizin auf pflanzlicher Basis, um einer Angststörung begleitend entgegenzuwirken. Natürlich ist hierbei zu beachten, dass auch schon bei einer leichten Angststörung immer ein Arzt zu Rate gezogen werden sollte. Eine Gesprächstherapie sollte bei Angstzuständen immer an erster Stelle stehen, wenn es um die Wahl der Behandlungsmaßnahmen geht.

Ein Trauma kann nur mit Hilfe einer Verhaltens- oder Gesprächstherapie angegangen werden. Die Symptome einer Angststörung hingegen lassen sich vielversprechend mit CBD behandeln. Da Angstzustände nicht selten in lähmenden Panikattacken enden, ist Cannabidiol eine gute Wahl, um diese einzudämmen oder gar zu blocken. Panikattacken sind die Spitze von allen Angstzuständen. Sozusagen die Eskalation einer Angststörung. CBD nimmt der Angststörung diese genau diese Spitzen.

Weiter wird durch das Cannabidiol die Ausschüttung von sogenannten Angstbotenstoffen eingedämmt. In unserem Gehirn werden diese Botenstoffe hauptsächlich von der Amygdala (kleine Drüse im Hirn) ausgeschüttet. Man reagiert panisch. Es sind schlichtweg zu viele Botenstoffe vorhanden. Das heißt unser Körper wird von Adrenalin überflutet. Dies äußert was am sich am Ende als Panikattacke. Diese übermäßige Ausschüttung kann durch das Cannabidiol eingedämmt bzw. verhindert werden. Dies ist durch unabhängige Studien und Patientenberichte belegt. Weiter wirkt CBD sich auch beruhigend und heilend auf das Nervensystem aus. So können auch die Nebenwirkungen einer Angststörung erfolgreich behandelt werden." (2)

Ich selbst habe zum Glück keine Angststörungen, aber da ich so viel gelassener wurde und sogar mittlerweile fast komplett mein Antidepressivum absetzen konnte, macht dieses Beispiel ja deutlich, dass diese beruhigende und harmonisierende Wirkung tatsächlich einsetzt. Deshalb kann ich mir – neben all den wissenschaftlichen Berichten – sehr gut vorstellen, dass es begleitend (je nach Ausprägung der Störung) mehr als gut helfen könnte, eine Angststörung abzuschwächen.

Von Betroffenen erhielt ich viele E-Mails, dass ihnen bei ihren Angststörungen CBD enorm geholfen hat.

LINKS:
1 – https://de.wikipedia.org/wiki/Angststörung
2 – https://cbdratgeber.de/therapie/angstzustaende/

Kann CBD bei Fibromyalgie helfen?

Fibromyalgie

„Fibromyalgie oder Fibromyalgiesyndrom ist ein Syndrom weitverbreiteter Schmerzen in verschiedenen Körperregionen, Schlafstörungen und vermehrter Erschöpfung. Zu diesen Kernsymptomen kommen eine Reihe von Begleitsymptomen wie Morgensteifigkeit und Konzentrationsstörungen. Fibromyalgie ist keine entzündliche Erkrankung. Zur Diagnosestellung wird oft die Untersuchung druckschmerzhafter „tender points" genutzt. Die meisten Betroffenen sind Frauen. Die Ursachen der Erkrankung sind noch nicht aufgeklärt, es ist aber bekannt, dass bei Fibromyalgie-Patienten eine generell erhöhte Schmerzempfindlichkeit vorliegt. Medikamentöse Therapien sind nicht etabliert, der Fokus der Behandlung liegt auf Sport- und Bewegungsangeboten. Fibromyalgie wird umgangssprachlich Weichteilrheuma genannt." (1)

Mir berichten über meinen Blog ganz viele Fibromyalgie-Erkrankte, dass ihnen CBD enorm helfe. Dies macht für mich auch Sinn, denn wieder geht es um Erschöpfungszustände, Schmerzen oder Schlaflosigkeit, wo sich CBD ja wirklich etabliert hat.

Es gibt auch bereits Studien und Belege dafür, aber es wird noch weitere Forschungsarbeiten geben müssen, um es wissenschaftlich zu belegen. Mir persönlich ist diese wissenschaftliche Belegung nicht wichtig, denn ich spüre einfach die wundervolle Wirkung!

„Gerade bei der Behandlung einer Fibromyalgie kann CBD unbedingt eine unterstützende Wirkung vorweisen. Man könnte beinahe meinen, dass die Symptomatiken und auch das Krankheitsbild an sich auf das Cannabis abgestimmt sind. Da eine Fibromyalgie durch die sogenannte Schulmedizin nicht zu heilen ist, kann CBD ein alternativ potenzielles Mittel darstellen, um den Symptomatiken entgegenzuwirken.

In erster Linie wirkt CBD eindämmend, entzündungshemmend und blockend. Diese drei Hauptmerkmale des weiten Wirkungsspektrums vom Cannabidiol sind die Gegenspieler der Symptome einer Fibromyalgie. Schmerzen, die durch Entzündungen entstehen, können durch das CBD nicht nur gelindert, sondern auch gänzlich beseitigt werden. Zu weiteren körperlichen Symptomen einer Fibromyalgie zählen: Übelkeit, ein Reizdarm, Verdauungsstörungen und Magenschmerzen.

Auch gegen diese Nebenerscheinungen der Fibromyalgie ist das CBD unbedingt eine vielversprechende Wahl. So Cannabidiol kann nicht nur Schmerzen und Entzündungen lindern, sondern auch den gesamten Verdauungsapparat regulieren. Weiter interessant ist, dass mit einer Fibromyalgie auch oftmals psychische Subkrankheiten entstehen können. Dazu zählen: Depressionen, Ess- und Schlafstörungen, Angstattacken, Antriebslosigkeit und Abgeschlagenheit. Und auch hier kann CBD unbedingt eine hemmende wie auch eindämmende Wirkung aufzeigen.

Auf diversen Plattformen im Internet sind unabhängige Patientenberichte nachzulesen, die mithilfe von CBD die schwerwiegenden Symptome einer Fibromyalgie bekämpfen bzw. gänzlich heilen konnten. Weiter liegen auch wissenschaftliche Studien vor, die CBD bei einer Fibromyalgie-Behandlung als äußerst vielversprechend erachten.

Ein weiterer begünstigender Faktor der Krankheit ist Stress. Neben einer ungesunden Ernährung und mangelnder Bewegung können auch psychische Belastungen das Fortschreiten begünstigen. CBD weist bei Stress ebenfalls eine hemmende und nicht-psychoaktive Wirkung auf. Somit können äußerliche Einwirkungen abgewehrt und abgeschwächt werden. CBD stellt also gerade bei solchen Krankheiten einen optimalen Begleiter dar, um nicht nur die Symptomatiken einzudämmen. Es kann Lebensqualität wiederherstellen." (2)

Links:
(1) https://de.wikipedia.org/wiki/Fibromyalgie (Stand Juli 2019)
(2) https://cbdratgeber.de/therapie/fibromyalgie/

Allergien, Asthma und CBD

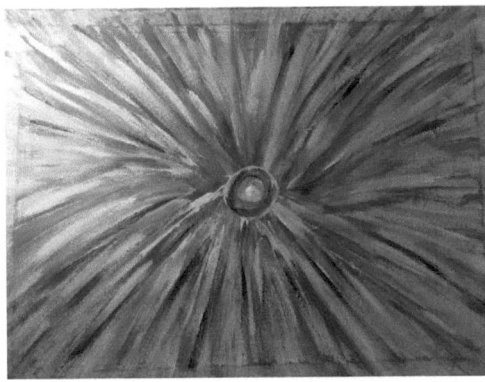

Ich habe seit früher Jugend an mit Heuschnupfen zu kämpfen und zwar mit den Frühblühern.

Nun nehme ich seit über 2 Jahren CBD und konnte schon im ersten Jahr (ich fing mit dem CBD-Öl ja direkt im Frühjahr an) eine Besserung spüren. Im 2. Jahr wurde es nochmals deutlich besser und ich benötigte außer Augentropfen keine Medikamente mehr. Nun in diesem Frühjahr brauchte ich überhaupt keine Medikamente mehr einzunehmen und der Heuschnupfen war deutlich abgeschwächt. Wenn das kein Erfolg ist!

Deshalb sind Allergien und Asthma ebenfalls interessante Forschungsgebiete in Bezug auf CBD! Die entzündungshemmende und positiv stimulierende Wirkung auf das Immunsystem ist bei CBD recht offensichtlich. Und gerade bei Allergien nimmt das Immunsystem eine wichtige Rolle ein, „da durch eine entsprechende Stärkung der Abwehrkräfte Allergieschübe deutlich reduziert werden können. Auch fehlgeleitete Immunprozesse könnten so milder verlaufen." (1)

(1) https://www.supplements.de/cbd-oel/wirkung-studien/)

Raucherentwöhnung und CBD

Die Abhängigkeit von Nikotin ist leider fast eine Volkskrankheit und die Abgewöhnung ist äußerst schwierig - die Tabakentwöhnung stellt eine außerordentliche Herausforderung für den Betroffenen dar.

Eine Studie konnte Nachweise dafür erbringen, dass CBD bei Tabakkonsumenten zu einer verminderten Nikotinabhängigkeit beitragen kann. (1)

CBD ist ebenso bekannt dafür, dass es bei einer Abhängigkeit von THC-Produkten unterstützen kann. Das finde ich hochinteressant, da quasi die gleiche Pflanze heilt.

(1)   https://www.supplements.de/cbd-oel/wirkung-studien/)

CBD-Öl und Diabetes

Kann CBD bei Diabetes helfen?

Da mein geliebtes CBD-Öl nicht nur bei Multipler Sklerose sehr hilfreich ist, sondern auch bei einigen anderen Erkrankungen enorm helfen kann, berichte ich natürlich auch über andere Erkrankungen und CBD.

Allerdings habe ich selbst dann keine eigenen Erfahrungen damit, sondern verlasse mich auf Erfahrungsberichte von Betroffenen und auf Recherchen.

Viele MS-Patienten haben zusätzlich noch andere Autoimmunerkrankungen, wie zum Beispiel Diabetes.

Diabetes mellitus bezeichnet eine Gruppe von Stoffwechselerkrankungen des Menschen.

„Bei Diabetes mellitus verbleibt die aufgenommene Glukose im Blut, oder die körpereigene Glukose-Neubildung in der Leber verläuft ungebremst weiter und liefert beständig Glukose nach, was den kontinuierlichen Verbrauch ausgleicht oder sogar übersteigt und im Ergebnis den Blutzucker ansteigen lässt. Es ist ein sehr komplexer und dynamischer biochemischer Prozess, bei dem Zuflüsse, Abflüsse, Neubildung und Abbau von Glukose ständig zu bilanzieren, das heißt zu verrechnen sind. Um diese Zusammenhänge – und damit die Krankheit und den Umgang mit der Krankheit – zu verstehen, müssen betroffene Patienten sorgfältig informiert und beraten und gegebenenfalls geschult werden, zum Beispiel bei der Erstellung geeigneter Ernährungspläne." (1)

„Die Ursache für Diabetes ist in der Bauchspeicheldrüse zu finden. Dort wird der körpereigene Stoff Insulin (Polypetidhormon) gebildet. Insulin ist für die Aufnahme von Glukose (Zucker) in unserem Körper verantwortlich. Ist die Ausschüttung von Insulin gestört bzw. stark beeinträchtigt, so spricht man von der Blutzuckerkrankheit Diabetes.

Unlängst wurde wissenschaftlich (Hadassah Universitätsklinik in Jerusalem) erkannt, dass CBD bei Diabetes helfen kann. Gerade bei dem Krankheitsbild des Typ1 (Autoimmun vermittelt) kann das Cannabidiol eine vielversprechende Wirkung aufzeigen.

Bei der Typ1 Diabetes ist die Bauchspeicheldrüse entzündet, was die Produktion von Insulin stark beeinträchtigt. Diese Entzündung nennt man Insulitismus. Da CBD über eine entzündungshemmende Eigenschaft verfügt, kann der Wirkstoff nahezu zielgenau hier seinen heilenden Einsatz finden. Geht die Entzündung zurück, so kann die Bauchspeicheldrüse auch wieder ihre Produktion von Insulin aufnehmen. So kamen die Wissenschaftler zu der Erkenntnis, dass CBD sogar eine Typ1 Diabetes komplett ausheilen lassen kann.

Weiter wurde herausgefunden, dass CBD auch bei einer Diabetes Typ 2 entsprechend eine heilende Wirkung aufzeigen kann. Diese Art von Diabetes geht meist mit Durchblutungsstörungen und Entzündungsherden im Adersystem unseres Körpers einher. Das wiederum äußerst sich in schmerzhaften wie auch sichtbar hässlichen Stellen auf der Haut. Davon betroffen sind meistens die Füße und Unterschenkel. Auch hier kann das CBD unbedingt eine heilende Wirkung aufzeigen. Gerade Entzündungen und auch Durchblutungsstörungen fallen unter das breitgefächerte Wirkungsspektrum von Cannabidiol.

Weiter kann CBD auch die Ursachen einer Fettleibigkeit angehen. So wirkt sich CBD nicht nur positiv auf das gesamte Verdauungssystem aus, sondern kann auch positiv den Stoffwechsel beeinflussen. Damit geht auch einher, dass CBD im Falle von Übergewicht als Appetitzügler wirken kann.

Neben den positiven wie auch unabhängigen Berichten von Patienten, die man im Internet findet, gibt es noch eine weitere interessante Studie. Durchgeführt wurde diese vom Nationalen Gesundheitsinstituts der USA (Bethesda). Man hat herausgefunden, dass CBD auch das Absterben von Zellen mindert. Dieses Absterben ist für die Entzündungen verantwortlich, die erst durch einen Diabetes entstehen können." (2)

LINKS:
1 https://de.wikipedia.org/wiki/Diabetes_mellitus
2 https://cbdratgeber.de/therapie/diabetes/

Morbus Crohn und CBD

Morbus Crohn

Morbus Crohn gehört zur Gruppe der chronischen Darmerkrankungen – sozusagen eine Krankheit von andauernd auftretenden Entzündungen des Darm- und Verdauungssystems.

„Es handelt sich um eine chronisch-granulomatöse Entzündung unbekannter Ursache (möglicherweise eine Autoimmunerkrankung), die im gesamten Verdauungstrakt von der Mundhöhle bis zum After auftreten kann. (…) Typisch für die Crohn-Krankheit ist der diskontinuierliche, segmentale Befall (sog. skip lesions) der Darmschleimhaut: gleichzeitig sind mehrere Bereiche betroffen, die durch gesunde Darmabschnitte voneinander getrennt sind." (1)

Allein in Deutschland leiden etwa 500.000 Menschen an Morbus Crohn und trotzdem konnte bedauerlicher Weise von der Schulmedizin bisher noch kein absolutes Heilmittel gegen diese Krankheit entdeckt werden. Das ist dramatisch, da Morbus Crohn für die Betroffenen ein extrem unangenehmer Zustand mit Bauchschmerzen, starkem

Erbrechen, Durchfall, blutigem Stuhl und einem extremen Gewichts-verlust ist. Außerdem bedeutet Morbus Crohn - wie viele chronische Erkrankungen - dass man mit starken Einschränkungen im Alltag zu kämpfen hat und dies oft NICHT sichtbar wird!

Und nun kommt das CBD ins Spiel: Zwar können Medikamente eventuell Linderung der Erkrankung schaffen, aber oft hat man auch mit heftigen Nebenwirkungen der pharmazeutischen Präparate zu kämpfen.

CBD interagiert ja (wie bereits beschrieben) mit den sogenannten CB1 und CB2 Rezeptoren, die sich in den Eingeweiden, im Gehirn, im Darm und im zentralen Nervensystem befinden. Es bindet sich direkt an diese speziellen Rezeptoren sobald es eingenommen wird.

„Wenn dies geschieht, sorgt der Wirkstoff umgehend für die Linde-rung von Übelkeit, Schmerz und anderen Verstimmungen. Grundsätz-lich kann es helfen, beispielsweise in Form von Blüten die durch Mor-bus Crohn hervorgerufenen Schwellungen und Schmerzen zu reduzieren. Dies macht es den Patienten einfacher ein gesundes Ge-wicht zu halten und ihren Alltag zu meistern. In der amerikanischen Zeitschrift „GreenRushDaily" wurde diesbezüglich ein großartiger Ar-tikel verfasst, der die Verbindung zwischen Cannabisöl und Morbus Crohn sehr gut auf den Punkt brachte. Genau hieß es darin: „Wenn Cannabidiol sich mit Deinen körpereigenen Cannabinoid-Rezeptoren verbindet, hilft es Dir dabei die Schmerzen und das Unwohlsein zu un-terdrücken, während es gleichzeitig dafür sorgt, dass die Entzündung gehemmt und der Appetit angeregt wird. Aufgrund dessen kann es als das ideale Medikament zur Behandlung von Morbus Crohn bezeichnet werden." (2)

(1) https://de.wikipedia.org/wiki/Morbus_Crohn
(2) https://cbd360.de/anwendungsgebiete/morbus-crohn/

Autismus und CBD

Dieser Entwicklungsstörung möchte ich mich auch noch widmen, da ich selbst jahrelang autistische Kinder betreut habe und auch autistische Erwachsene kenne.

Da ich selbst so sehr vom CBD überzeugt bin, lese ich alle Artikel über Autismus und CBD mit Vorliebe.

Auch hier habe ich mit CBD keine eigenen Erfahrungen, aber ich möchte Ihnen trotzdem nicht besondere Erkenntnisse vorenthalten.

Autismus (griech. „selbst") ist „eine tiefgreifende Entwicklungsstörung, die als Autismus-Spektrum-Störung diagnostiziert wird. Diese tritt in der Regel vor dem dritten Lebensjahr auf und zeigt sich in drei Bereichen:

- Probleme beim wechselseitigen sozialen Umgang und Austausch (z. B. beim Verständnis und Aufbau von Beziehungen)
- Auffälligkeiten bei der sprachlichen und nonverbalen Kommunikation (etwa bei Blickkontakt und Körpersprache)
- eingeschränkte Interessen mit sich wiederholenden, stereotyp ablaufenden Verhaltensweisen.

Aufgrund ihrer Einschränkungen benötigen die meisten Autisten eine lebenslange Hilfe und Unterstützung. Autismus ist unabhängig von der Intelligenzentwicklung, jedoch gehört Intelligenzminderung zu den häufigen zusätzlichen Einschränkungen. Trotz umfangreicher Forschungsanstrengungen gibt es derzeit keine allgemein anerkannte Erklärung der Ursachen autistischer Störungen." (1)

Wie kann CBD bei Autismus helfen?

„Da die Wissenschaft selbst noch ganz am Anfang steht, was das Verstehen der Ursachen dieser Krankheit betrifft, gibt es so natürlich auch noch keine medizinischen Substanzen, die heilen können. Dabei wurde bislang das „Wunderheilmittel" CBD natürlich gar nicht erst in Betracht bezogen, sondern eher müde belächelt. Das wiederum verhält sich ganz anders bei den Eltern von Autismus erkrankten Kindern. Die stehen Cannabidiol nämlich sehr offen gegenüber. Und viele Eltern haben es sogar auch schon erfolgreich bei ihren Kindern angewandt. Das körpereigene endocannabinoide System reagiert in einem Zusammenspiel auf das CBD, was sich in der Wirkung wie folgt zeigte: Von Autismus betroffene Menschen, unabhängig von Geschlecht und Alter, zeigten sich während der Behandlung emotional wacher und offener. Sie reagierten auf ihr soziales Umfeld aufmerksamer und zeigten eine deutlich bemerkbare Bereitschaft, sich auf ihr Gegenüber einlassen zu können bzw. auf Menschen zugehen zu können.

Aus medizinischer Sicht wurden diese kleinen Wunder aber bislang nicht belegt, doch sehr wohl von Betroffenen und deren Angehörigen. Cannabidiol kann so auch bei Autismus unterstützende Wirkung aufzeigen, die sich bislang offiziell aber noch nicht bestätigen lassen (wollen). Wir empfehlen folgende medizinische Studien und Fachartikel, in welchen CBD und Autismus erforscht werden." (2)

LINKS:
(1) https://de.wikipedia.org/wiki/Autismus
(2) https://cbdratgeber.de/therapie/autismus/

Hilft CBD beim Uhthoff-Phänomen?

Auch wenn die meisten Leser mit Sicherheit das Uhthoff-Phänomen (zum Glück) nicht kennen, möchte ich es erwähnen und beleuchten, da das CBD an diesem schrecklichen Symptom, das als Begleiterscheinung von neurologisch bedingten Krankheiten - wie beispielsweise MS - auftritt, nochmals seine Wirkung und seine Vielschichtigkeit zeigen kann.

Was ist das Uhthoff-Phänomen?
Vom Uhthoff-Phänomen betroffen sind mehr als 80 % der an MS Erkrankten. Als Ursache wird auch hier eine temperaturbedingte Verschlechterung der Leitfähigkeit demyelinisierter Axone angenommen.

Uhthoff ist ein kräfteraubender Vampir!

Die gebräuchlichste Anwendung des Begriffs ist jedoch die der „Zunahme neurologischer Ausfallerscheinungen bei hoher Umgebungstemperatur" (Hitze im Sommer, warme Räume usw.), oder auch hoher Körpertemperatur (heiße Bäder, Sauna, Fieber etc.). Andere erleben, dass sie verstärkt mit Fatigue, kognitiven Störungen, Tremor, Gefühlsstörungen oder Spastik zu tun haben, wenn es warm wird oder sie sich körperlich anstrengen.

Eine amerikanische Studie hat im Übrigen ergeben, dass Hitze nicht nur kognitive Funktionen einschränken kann, sondern auch die Verarbeitungsgeschwindigkeit von Informationen im Gehirn verlangsamt ist. Hitze kann also auch die Hirnfunktion bremsen.

Auswirkungen des Uhthoff-Phänomens

Wärme kann sich demnach auf das Wiederauftreten früherer Symptome auswirken. Besonders, wenn eine erhöhte Instabilität der betroffenen Nervenleitbahnen im Zentralnervensystem vorliegt. Dies ist dann keine erneute Entzündung!

URSACHE des Uhthoff-Phänomens:

Bei einem Anstieg der Körpertemperatur kann generell beobachtet werden, dass die Nervenimpulse verlangsamt sind. Eingeschränkte körperliche Aktivitäten, vermindertes Reaktionsvermögen oder eine herabgesetzte Konzentrationsfähigkeit sind die Folge. MS verursacht eine Schädigung der Markscheide, die die Nerven wie eine Isolationsschicht umgibt. Damit wird die schnelle Weiterleitung der Nervenimpulse beeinträchtigt.

„Beim Uhthoff-Phänomen wird vermutet, dass der Einfluss von Hitze diese Vorgänge noch langsamer ablaufen lässt oder auch blockiert. Die MS-Symptome, die der Erkrankungsprozess als solcher hervorgerufen hat, werden dadurch zusätzlich betont.

Vermuteter Grund ist eine verschlechterte Leitfähigkeit demyelinisierter Axone aufgrund einer Temperaturerhöhung." (www.amsel.de)

CBD und Uhthoff-Phänomen

Durch CBD können beispielsweise die o.g. Abgeschlagenheit, Müdigkeit und so weiter, die auch für den Leistungsabfall verantwortlich sind, ausgehebelt werden. Denn CBD gilt als beruhigend, entspannend und anti-entzündlich ebenso, wie als Kraft gebend!

Ich kann bei mir beobachten, dass mein Allgemeinzustand und auch meine Geh-Fähigkeit auf Grund der regelmäßigen Einnahme des CBD-Öls besser wurde und ich fühle mich insgesamt stabiler. Ich verfüge wieder über mehr Kraft und Konzentration und habe somit auch mehr Ausdauer und Stabilität.

Das heißt, da CBD also in der Ganzheit hilft, uns stärkt und widerstandsfähiger macht, scheint sich dieser stabilere Zustand auch auf das Uhthoff-Phänomen auszuwirken.

Und zwar so, dass es unseren Körper und unser sich selbst angreifendes und hoch irritiertes Immunsystem scheinbar so stabilisiert, dass äußere Einflüsse wie Hitze uns nicht mehr völlig aus dem Gleichgewicht bringen. Und die Verarbeitungsgeschwindigkeit von Informationen im Gehirn scheint flüssiger und ausgeglichener.

Allerdings ist „Uhthoff" bei mir nicht völlig durch das CBD verschwunden. Schade eigentlich! Aber ich erhole mich schneller und es lähmt nicht mehr so allumfassend. Allein das ist eine Erleichterung – aber das warme heiße und vor allem feucht-schwüle Wetter wird eine Herausforderung bleiben. Wenn auch zum Glück sehr abgeschwächt!

Ähnlich wie CBD auch bei der Fatigue hilft, ist es einfach ein „Allround-Könner", der körperlich UND psychisch stabilisiert, mehr Selbstvertrauen gibt, und somit deutlich mehr Lebensqualität schenkt. Für mich ein echter Gewinn und ein Geschenk ans LEBEN, an meine Lebendigkeit und vor allem in meinem Alltag!

Multiple Sklerose, CBD und das Wunder

Ich bin auf einen tollen Artikel gestoßen, der sehr detailliert beschreibt, wie CBD bei MS helfen kann. Und meiner Meinung nach kann man dies auf andere Autoimmunerkrankungen auch sicherlich übertragen.

Hier der Link:

https://www.lr-online.de/ratgeber/gesundheit/mehr-lebensqualitaet-fuer-ms-patienten-dank-hanf_aid-32782245

Entkrampfend, beruhigend, schmerzlindernd und angstlösend – so bezeichnen CBD-Konsumenten ihre Erfahrungen mit CBD! Und wie ich aus eigener Erfahrung belegen kann, stimmen diese Erfahrungen durchaus (auch wenn es wenige Ausnahmen gibt). Jeder Körper reagiert einfach unterschiedlich.

Leider möchten sich viele Schulmediziner nicht auf diese wundervolle Wirkung einlassen, da sie nicht ausreichend klinisch getestet wurde. Deshalb freue ich mich immer und immer wieder, wenn ich seriöse Berichte zu CBD und dessen Wirkung lese. Schon längst ist in der MS-Community bekannt, dass es riesengroße Erfolge gibt. Ich selbst habe nach der ersten Einnahme und der schnellen Wirkung sofort darüber gebloggt und eine Welle ausgelöst – noch heute bedanken sich unendlich viele Betroffene, dass ich mich dieses Themas angenommen und es in die Öffentlichkeit gebracht habe. Das freut mich natürlich außerordentlich! Zu Beginn habe ich keine Kooperation mit einem CBD-Shop gehabt, das heißt, ich habe unabhängig wirklich sehr authentisch und frei von meinen Erfahrungen schildern können, ohne dass man mir hätte Befangenheit vorwerfen können. Das kann man zwar jetzt auch noch nicht unterstellen, aber natürlich gibt es „Meckernde", die mir vorwerfen, ich würde nur Werbung machen. NEIN! Würde ich das tun, würde ich anders arbeiten und vorgehen müssen, um wirklich Geld zu verdienen. Mir liegt es einfach am Herzen, so vielen Menschen wie möglich helfen zu können und deshalb kann ich auch das Recherchieren nicht sein lassen! ;)

In dem oben genannten Artikel wird betont, dass die nachstehenden Informationen noch nicht durch Studien verifiziert sind, aber dass Fakten auf die Richtigkeit hinweisen.

„Drei große Wirkungen helfen bei unterschiedlichen Leiden psychischer und physischer Natur:

1. CBD entspannt die Muskulatur
2. CBD hemmt Entzündungen
3. CBD schützt Nervenzellen" (1)

Und es wird erwähnt, dass CBD gerade bei Fatigue große Erfolge aufweist („Diese ständige Müdigkeit raubt den Patienten oft jeden Lebensmut und Energie. Sie ist einer der Gründe, weshalb MS in 80 % der Fälle von Depressionen begleitet wird.) (1)

Weiterhin wird beschrieben – und das deckt sich ja auch mit meinen Erfahrungen – dass bei längerer täglicher Einnahme das Öl nicht nur wachmacht, sondern dass es den Betroffenen auch so beruhigen kann, dass sie nachts durchschlafen können.

Ich finde es einfach schön, dass dieser Bericht es als WUNDER bezeichnet: „Es ist ähnlich eines Wunders – weniger Schmerzen empfinden, Energie verspüren und die Nachtruhe genießen zu können, sind für die allermeisten MS-Leidgeplagten nicht denkbar!".

Auch hier wird das Endocannabinoid-System beschrieben, dessen Wirkungsweise ich ja auch auf Seite 23 erklärt habe.

Der Autor des Artikels erklärt, dass das CBD Öl direkt im Nervensystem wirkt und somit beruhigend wirken kann. Das kann dazu führen, dass weniger Muskeln verkrampfen beziehungsweise lindert es den Grad der Verkrampfung oder die Häufigkeit der Spastiken. Und auch das habe ich selbst erlebt. Meine neuropathischen Schmerzen sind fast verschwunden und die Spastik wurde lockerer.

Und noch eine Aussage in diesem Bericht gefällt mir gut, da ich dies ebenfalls bei mir spüren konnte: „Überdies sind Personen der Medizinwelt und Patienten auf die Beobachtung gestoßen, dass Schmerzmittel schneller zu wirken scheinen."

Auch auf die eventuellen Nebenwirkungen geht der Artikel ein: „Nebenwirkungen sind bisher nicht bekannt – unter den Usern der Patientenschaft geistern keine unerwünschten Wirkungen umher. Allerdings ist davon auszugehen, alles was wirkt, hat auch Nebenwirkungen. Es ist bisher noch nicht getestet, was passiert, wenn die empfohlene Höchstmenge überschritten wird."!

(1)   https://www.lr-online.de/ratgeber/gesundheit/mehr-lebens-qualitaet-fuer-ms-patienten-dank-hanf_aid-32782245

Knochenbrüche und CBD

Es wurde festgestellt, dass CBD sogar die Heilung von Knochenbrüchen beschleunigen kann.

„Wir entdeckten, dass allein CBD die Knochen während des Heilungsprozesses stärkte, was die Reifung der Kollagenmatrix verbessert, die die Grundlage für eine neue Mineralisierung des Knochengewebes liefert", erklärt Yankel Gabet, Leiter der Studie. „Nach der Behandlung mit CBD wird der geheilte Knochen in Zukunft stabiler sein." (https://www.focus.de/gesundheit/videos/studie-zum-wundermittel-cannabidiol-klingt-ungewoehnlich-marihuana-laesst-knochen-schneller-heilen_id_4829221.html)

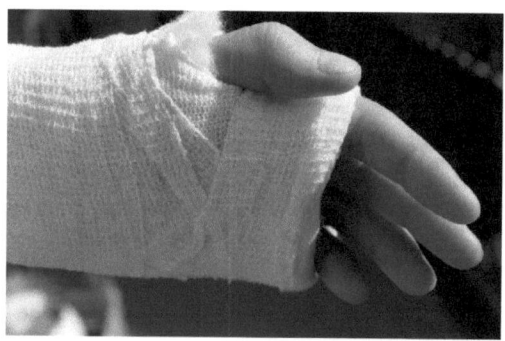

Haustiere und CBD-Öl

CBD ist nicht nur für den Menschen gut, sondern auch für Tiere. Und für viele von uns sind Haustiere ein nicht zu ersetzender Bestandteil der Familie. Ein echtes Familienmitglied also.

Natürlich werden auch unsere Haustiere ab und zu krank und wir möchten ihnen helfen. Auch sie dürfen von natürlichen Nahrungsergänzungsmitteln profitieren, oder?

Man kann ihnen, wie auch uns Menschen, mit CBD bei der Bewältigung der Symptome ihrer Krankheit helfen und sie und die Heilung unterstützen. Und wie bei uns Menschen auch: CBD kann man auch prophylaktisch nehmen, denn auch wenn wir und unsere Haustiere nicht akut krank sind, können wir alle trotzdem von einer regelmäßigen Dosis CBD-Öl profitieren.

Klinische Studien haben die Wirkung von CBD bei Hunden bereits bestätigt. Allerdings gibt es einen Unterschied zwischen den Vierbeinern und den Zweibeinern: Eine zu hohe Dosierung kann bei Hunden zu Erbrechen führen.

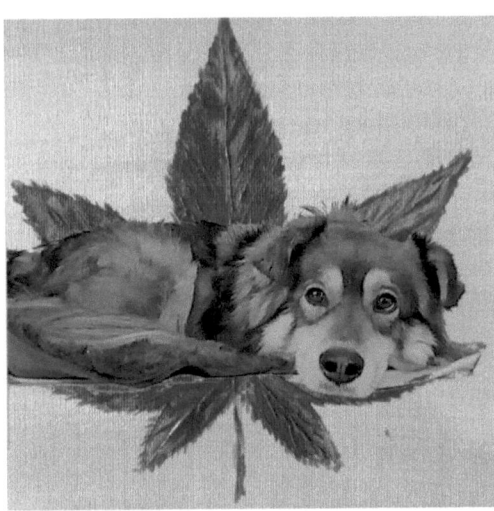

Haustiere besitzen ähnliche Cannabinoid-Rezeptoren wie wir – deshalb reagieren sie auch ähnlich. Darum verabreichen auch heutzutage schon viele Tierfreunde ihren Haustieren CBD-Öl.

Denn durch das Endocannabinoid-System, (also die CB1 und CB2 Rezeptoren), die ja im ganzen Körper vorhanden sind, werden die Cannabinoide angesprochen - sie haften sich an die Rezeptoren an. Dadurch wird dann das körpereigene Cannabinoid-System aktiviert, das versucht, den Organismus zu regulieren und im Gleichgewicht zu halten.

Besonders hat sich deswegen CBD auch beim Haustier bewährt gemacht, wenn das Tier beispielsweise in einer Stresssituation ist – also Angst oder Schmerzen hat.

Hanf-Öl wirkt sich positiv auf den gesamten Stoffwechsel des Tieres aus. Es fördert beispielsweise das Immunsystem, verbessert Haut- und Fellbeschaffenheit, unterstützt bei Allergien und Autoimmun-Erkrankungen, bei Skelettproblemen und stärkt das Herzkreislaufsystem. Ein Allrounder also.

✓ Und natürlich gilt für Tiere das Gleiche wie für uns Menschen: CBD ersetzt keine lebensnotwendigen Medikamente und sollte eventuell mit dem Tierarzt abgesprochen werden.

Meine Recherchen haben ergeben, dass man die Dosierung des CBD-Öls für Haustiere etwas niedriger ansetzt.

Vom 5%igen Öl kann man scheinbar mit 1 Tropfen starten und sich natürlich auch vorsichtig und schleichend hocharbeiten! (So habe ich es auch schon erfolgreich für unseren Hund ausprobiert). Für die meisten Hunde liegt die ideale Dosis bei 2 Tropfen pro 5kg Körpergewicht. CBD-Öl für Tiere sollte mindestens 3 Wochen angewendet werden, damit sich die Verdauung des Tieres daran gewöhnen kann. Nach 3 Monaten empfiehlt sich eine Pause von wenigen Tagen.

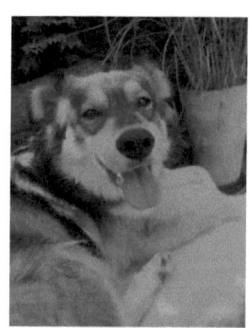

SEX und CBD

Bei meinen Recherchen bin ich auch auf das Thema Sex und Hanf gestoßen.

Im Grunde geht es um einen ganzheitlichen Ansatz. CBD kann durch eine Vielzahl von Anwendungen natürlich und diskret in das Sexleben integriert werden.

Auch hier geht es wieder um das Endocannabinoid-System (ECS), das jeder Menschen im Körper hat. Dies ist ein komplexes Netzwerk neurochemischer Signalwege im Gehirn sowie im zentralen Nervensystem (ZNS) und in peripheren Organen. Wenn diese Pfade durch Cannabinoide (die Schlüsselkomponenten der Cannabispflanze) stimuliert werden, kann sich eine Vielzahl von positiven Effekten einstellen.

Wissenschaftler erforschen das Gebiet des ECS`s und der Sexualität und glauben, dass das Endocannabinoid-System tatsächlich eine Schlüsselrolle für die menschliche sexuelle Reaktion spielt. So weiß man, dass beispielsweise bestimmte Rezeptoren eine Rolle bei den „belohnenden Folgen sexueller Erregung und des Orgasmus" spielen, was uns ein weiteres Mal auf die Bedeutung des Endocannabinoid-Systems bei der Förderung von Lustgefühlen verweist.

Und da Stress, Ängste und hektische Lebenssituationen auch eine wesentliche Rolle beim Erleben sexueller Lust spielen, ist es unerlässlich zu versuchen, diesen Stress und unsere Ängste zu beseitigen, damit wir uns wirklich mit unseren Partnern und uns selbst vertraut fühlen können. CBD baut Stress ab (aber anders als THC weist es keine psychoaktiven Eigenschaften auf). Für viele Menschen sind sexuelle Erfahrungen unter dem Einfluss einer psychoaktiven Substanz nicht ideal, während CBD ihnen die vollständige Kontrolle über die Situation belässt – allerdings befreit von Ängsten.

Weitere Infos gibt es beispielsweise hier:
https://www.cibdol.com/de/blog/635-lass-uns-uber-sex-und-cbd-reden

Wie wirkt sich Hanf-Öl bei Kindern aus?

Die Forschung weiß noch relativ wenig über den Einsatz von CBD bei Kindern. Studien zeigen aber, dass Cannabinoide bei kleinen Kindern die Hirnentwicklung beeinflussen und damit stören können. **Deshalb würde ich Kindern kein CBD geben** ohne eine gute Absprache mit dem Kinderarzt getroffen zu haben.

CBD für Schwangere?

Der von vielen als einzig echte Nebenwirkung bezeichnete Effekt ist, dass sich CBD negativ auf Enzyme auswirken kann. Diese wiederum sind zur vollständigen Funktion der Plazenta bei Schwangeren nötig.

Schwangeren wird daher **von der Einnahme von CBD während der Schwangerschaft abgeraten**.

➜ **Kein CBD bei einer Schwangerschaft!**

Studie: Cannabidiol (CBD) als Antibiotikum

Zum Glück steigt die Zahl der Studien rund um CBD – denn je mehr wissenschaftliche Studien mit nachweislichen Erfolgen es gibt, umso bekannter wird CBD und vor allem umso legaler und wird dann hoffentlich auch die verdiente Anerkennung als Medizin finden!

So wurde in Australien eine Studie durchgeführt, die in der heutigen Zeit zu einem ganz besonders interessanten Ergebnis führte. Dabei ist es Forschern gelungen zu zeigen, dass CBD offenbar als Antibiotikum einsetzbar sein könnte. In Zeiten wachsender Antibiotikaresistenz vieler Keime ist dies besonders erfreulich. (1)

Die erstaunliche Beobachtung, dass CBD bei Mäusen gegen sonst antibiotikaresistente Bakterien wirkt, ist meines Erachtens unglaublich und deckt sich mit meinen Beobachtungen (Siehe Kapitel „Hilft CBD bei Hauptproblemen?).

„Doch damit nicht genug: Auch nach 20 Tagen Exposition der Bakterien gegenüber dem Cannabidiol entwickelten diese keinerlei Resistenz. 20 Tage ist im Falle sonstiger Antibiotika stets der Zeitraum, nachdem solche Resistenzen gebildet werden. Könnte CBD also schon bald als neues Super-Antibiotikum dienen?" (1)

Natürlich wird es noch einige Jahre dauern, bis diese Beobachtung wissenschaftlich bewiesen werden kann und vor allem braucht es ein Umdenken, das aber mit genau solchen Studien in erreichbare Nähe rückt.

Den gesamten Bericht finden Sie hier:

(1) https://cbdratgeber.de/news/studie-cannabidiol-cbd-als-antibiotikum/?fbclid=IwAR3PU6cjamYNS-ax4j8ntn-UUbe3K9xOhC7oAh7NMWdlFwFyYgRqQ6aGlDw

Und im hanfjournal.de gibt es nun noch einen ganz neuen Beitrag zur Wirkung des CBD gegen antibiotikaresistente Bakterien.

So wurde 2008 erstmals eine Studie veröffentlicht, nach der verschiedenen Cannabinoide der Hanfpflanze antibakterielle Eigenschaften gegen Bakterien besitzen, die mit den üblichen Antibiotika mehr behandelt werden können. (1)

Da leider in den letzten Jahren oft das Fehlen des Ansprechens von bakteriellen Infektionen auf Antibiotika zugenommen hat, muss nach neuen Möglichkeiten und Optionen geschaut werden.

Nun wurde 2018 ein wissenschaftlicher Artikel veröffentlicht, der beschreibt, dass die antibakterielle Aktivität dreier Pflanzen (Cannabis, Thuja und echte Guave) untersucht wurden und dass die früheren Beobachtungen bestätigt und weitere Erkenntnisse gewonnen werden konnten. (1)

Weitere ausführliche Informationen gibt es hier:

(1) https://hanfjournal.de/2019/09/22/cannabinoide-gegen-antibiotikaresistente-bakterien/

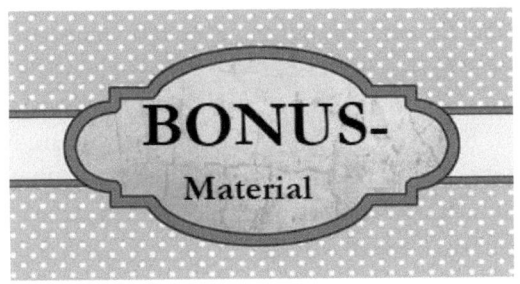

Blog-Beiträge:

Ich füge hier ein paar meiner Blogbeiträge zum Thema CBD ein, da sie mein authentisches Erleben schildern.

1) „Meine „Droge" - CBD
„Du läufst ja zu alter Form auf"!

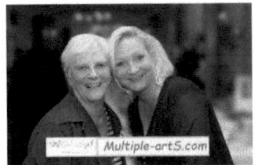

Meine Mama und ich

YES! Dieser Satz meiner Mama „Du läufst ja zu alter Form auf!" hat mich tief berührt.

Meine Mutter hatte bei meiner MS immer am meisten Probleme damit, dass ich „nicht mehr die Alte war", dass ich keine Energie mehr hatte. Sie sagte ganz oft, dass sie ihr Mädchen, das „Energiebündel, das niemals zu stoppen war", vermissen würde. Da man mir die MS selten auf den ersten Blick ansieht, hatte sie sowieso Schwierigkeiten, sich in meine Situation hineinzufühlen. Lange lebte sie scheinbar nach dem Prinzip: „Was man nicht sieht, ist nicht da!". Aber was ihr dann drastisch bei gemeinsamen Unternehmungen und auch als meine „Begleit-Person" nach Hamburg zu Video-Drehs auffiel, war einfach, dass ich unglaublich viele Pausen brauchte, dass ich mich plötzlich nicht mehr unterhalten konnte, dass jeder Schritt zur Qual wurde und ich beispielsweise nach Ankunft im Hotel mindestens 2-3 Stunden RUHE benötigte: Hinlegen, Reize ausschalten, RUHEN! Meine Mama ist 80 Jahre alt und hat diese Reisen besser weggesteckt als ich. Das fiel ihr dann natürlich auch drastisch auf und ich spürte, dass dieser Umstand schmerzhaft für sie als Mama war.

Wer möchte schon mitansehen, wie die eigene Tochter völlig energielos, erschöpft und ausgepowert in sich zusammensackt und kaum noch die Strecke vom Aufzug zum Hotelzimmer schafft? Niemand, vor allem nicht als MUTTER!

Sie passte sich mir an, sie (!) trug meine Taschen und umsorgte mich. Verkehrte Welt.

MS-Welt!

Und dann kam vor über 2 Jahren die „Wende": mein geliebtes CBD-Öl hielt Einzug in mein Leben. Heute, nach über zwei Jahren Einnahme, habe ich wieder Lebensqualität, ich kann wieder mehr als einen Termin pro Tag wahrnehmen und auf unseren Kurz-Reisen nach Hamburg oder Berlin zu den Blogger-Workshops erlebt mich meine Mama als meine Begleit-Person endlich wieder mit Energie.

Es ist zwar immer noch so, dass sie sehr fit ist (zum Glück ist sie deutlich fitter als Altersgenossen), aber sie muss mir nun nicht mehr alle Wege abnehmen, ich kann mich wieder selbst um das ganze Handling am Flughafen kümmern, meine Pausen sind kürzer geworden und endlich – ENDLICH – können wir auch etwas zusammen unternehmen, weil ich nach einer großen Ruhepause wieder fit bin!

JUHU! CBD sei DANK!

Am Telefon sagte sie neulich, als ich ihr von meinem sehr erfüllten und vollen Tag erzählte: „Du läufst ja zu alter Form auf"!

JA, antwortete ich und dann wurde mir die Tragweite bewusst: JA! Ich laufe zu alter Form auf. Die MS ist mit all ihren Einschränkungen da und es wird einfach nie wieder so sein, wie es mal war – lange vor der MS – aber Dank CBD bin ich auf einem solch guten Weg, dass nicht nur meine Mama staunt, sondern auch die restliche Familie und auch meine Freunde. Sie wundern sich, wenn sie vorsichtig fragen, ob ein Treffen mittags möglich sei, obwohl ich ja morgens Gassi gegangen bin. Ja, sage ich mittlerweile: Es funktioniert – ich habe die Kraft und

Energie dafür. Und ganz manchmal sind sie es inzwischen nun schon so gewohnt, dass sie fast vergessen, dass es Zeiten gab, als ich maximal einen Termin pro Tag haben konnte – und mich den Tag zuvor und danach komplett ausruhen musste.

Für mich ist CBD wirklich ein Geschenk an mein MS-Leben!

2) Warum ich Euch Empfehlungen gebe

Meine Mama sagte neulich zu mir: „Du läufst ja langsam wieder zu alter Form auf!". (Siehe vorheriger Text).

Das ist ein so wundervolles Statement, dass es mir die Tränen in die Augen treibt. Denn ja, ENDLICH kann ich wieder meine Lebendigkeit ausleben (natürlich im Rahmen meiner MS-Möglichkeiten und innerhalb meiner anderen Beeinträchtigungen).

➢ **MS: Fatigue war mein Monster**

Fatigue bei Multipler Sklerose
Ich hatte wirklich Zeiten, in denen mich die FATIGUE so schlimm im Griff hatte, dass es kein Leben mehr, sondern wirklich nur noch ein Dahinvegetieren war. Das pulsierende Leben rauschte quasi an mir vorbei. An MIR vorbei: dem einstigen Energiebündel, dem lebensbejahenden Menschen, der nur Anteil haben, dabei sein und genießen wollte. Die Fatigue machte mir einen Strich durch diese Rechnung, die immerhin meine Lebensplanung war!

Ich war nicht mehr Ich.

Ich war ein von der Fatigue bestimmtes „Etwas".

Und wer mich kennt oder meinen Blog verfolgt, weiß, dass ich ALLES ausprobiert und dafür getan habe, dass ich dieser Fatigue Herr, beziehungsweise Frau werde.

ALLES!

Und nichts hat genutzt – bis das CBD auf Grund einer liebevollen Empfehlung eines Followers meines Blogs mitten in mein lahmgelegtes

Leben kam – und es nach vielen Aufregungen und Recherchen in mein Leben treten durfte.

✓ CBD macht nicht high und auch nicht abhängig

DESHALB berichte ich davon und freue mich soooo unglaublich, wenn es anderen Betroffenen genauso hilft. Meine neue Lebensqualität ist so bedeutsam für mich und meine Familie (denn auch Angehörige müssen mit einem dahinvegetierenden Etwas dealen, sie müssen es ertragen und sich darauf einstellen – keine leichte Aufgabe!).

DESHALB also berichte ich von meinen ehrlichen authentischen Erfahrungen und hoffe und wünsche mir, dass es Euch ebenso hilft.

Und ebenso hilflos muss ich mit ansehen, wenn es bei manchen Betroffenen keine spürbaren positiven Veränderungen gibt und sie voller Enttäuschung sind.

Diesen Vorwurf machte mir eine Followerin neulich: ich würde es als Wundermittel anpreisen und sie könne kein Wunder feststellen und ich würde damit überzogene Erwartungen schüren.

Mir tut das natürlich sehr leid, denn ich kenne nun wirklich den Leidensweg eines chronisch Kranken mehr als genau und leider sehr gut.

Aber: die vielen hunderte Mails und tausende Kommentare die ich erhalte und lese, in denen sich Follower bedanken, von „Lebensrettung" sprechen und mir bestätigen, dass sie nun endlich auch wieder Lebensqualität haben – dieses wundervolle und überaus POSITIVE Feedback ist tausendfach höher, als die nicht so guten Erfahrungen, bzw. das Nichtspüren einer direkten Wirkung (was aber sowieso nicht bedeutet, dass das CBD nicht wirken würde, denn das tut es definitiv – aber derjenige verspürt halt keine direkte Verbesserung).

DESHALB werde ich weiter über CBD berichten und all diejenigen motivieren, die es probieren möchten und vielen chronisch Kranken somit weiterhelfen.

Wer mich kennt weiß, dass ich nur authentisch und sehr ehrlich berichte. Niemals würde ich etwas empfehlen, was ich selbst nicht ausprobiert habe und das nicht bei mir Erfolg zeigt. Was hätte ich davon? Nichts, außer dass ich meine Glaubwürdigkeit verlieren würde und das möchte ich nicht. Deshalb betone ich auch immer wieder, dass es

MEINE Erfahrungen sind und kann ansonsten nur von anderen und deren Erfahrungen berichten.

3) Jahrelang habe ich auf Sparflamme gelebt...

Bis ich im März 2017 den Tipp mit dem CBD-Öl bekam und sich alles änderte.

Jahrelang war es für mich im Sommer bei Hitze ein Dahinvegetieren...

Jahrelang hatte mich die Fatigue so enorm gebeutelt...

Jahrelang habe ich enorm an Lebensqualität eingebüßt...

Jahrelang habe ich quasi nur „halb" gelebt...

... Auf Sparflamme.

Jahrelang hat mich die MS gebeutelt...

Ich habe viel verzichtet... irgendwie einfach nur dahingelebt.

Bis ich im März 2017 den Tipp mit dem CBD-Öl bekam und sich alles änderte.

Alles.

Meine liebe Freundin, die auch CBD nimmt, bezeichnet das CBD-Öl als ihre „Zaubertropfen" und ich als mein „Wundermittel"!

Denn, und das möchte ich einfach nochmal betonen: sie helfen nicht nur direkt gegen Fatigue, gegen das Uhthoff-Phänomen, gegen Schmerzen, gegen Schlaflosigkeit und gegen viele andere Symptomatiken.

> ➤ **Wenn man sie über längere Zeit einnimmt, entfalten sie noch viel mehr eine ganz besondere Wirkung: CBD beruhigt, macht gelassener, angstfreier und ausgeglichener!**

Das wiederum, gepaart mit den anderen positiven Seiten, dass man weniger Fatigue und/oder Schmerzen hat, hinterlässt enorm POSITIVE Spuren in Körper, Geist und Seele.

CBD wirkt ganzheitlich

Ganzheitlich bedeutet, dass es auf allen Ebenen wirkt. Erkrankungen haben nämlich selten nur eine Ursache.

> *„Die ganze Seele ist in jedem Teil des Körpers und ganz auch in seiner Gesamtheit."*
> *-Plotin / antiker Philosoph *205 † 270)*

Ganzheitlich bedeutet, sich den gesamten Menschen inklusive seines Umfelds anzuschauen. Eine ganzheitliche Sicht geht von einem Menschenbild aus, das alle Bereiche des Menschseins berührt und nur durch lebendige Erfahrung konkreter Zusammenhänge möglich ist.

> ➢ **Und genau hier setzt CBD meiner Meinung nach an: in der Ganzheit des menschlichen Körpers in Miteinbezug der Seele.**

Bei mir und allen anderen begeisterten CBD-Konsumenten ist genau diese Wirkung zu spüren. CBD versetzt offensichtlich den gesamten Organismus in einen Zustand der Gelassenheit, nimmt Verkrampfungen und Verspannungen und macht dadurch logischer Weise auch ruhiger und entspannter auf ALLEN anderen Ebenen.

Ich habe für mich festgestellt, dass dieses Gefühl der Gelassenheit mir auch (ohnehin durch CBD) mehr KRAFT und Stabilität gibt. So kann ich nun längere Gassi-Runden drehen, ich kann mehrere Termine an einem Tag wahrnehmen (anstatt früher höchstens einen Termin pro Tag) und gehe auch dickhäutiger, achtsamer und besonnener meinen Weg.

Dies wiederum stärkt meine Psyche: meine Psyche **weiß** nun, dass ich mehr als einen Termin am Tag schaffen KANN! Sie weiß, dass ich die Kraft für einen längeren Spaziergang HABE! Durch das CBD ausgelöst beziehungsweise angeregt, aber auf einer besonderen Ebene, die es für mich auch so sehr spannend macht.

Wenn nun also meine Psyche gestärkt ist, sich meine Seele wieder deutlich wohler fühlt, dann kann sich auch mein Körper wohler, schmerzfreier und entspannter fühlen. Das heißt: ENTSPANNUNG auf ALLEN Ebenen!

Das ist für mich das „Wunder" an CBD. Es schenkt mir so viel mehr Lebensfreude, gibt mir Kraft und beschert mir ganz viel Zuversicht, neuen MUT und somit ganz viel HOFFNUNG!

Meine Freundin erzählte mir neulich, dass sie gar von ihrem Chef angesprochen wurde, dass ihm aufgefallen sei, dass sie die Hitze besser vertrage und Überstunden besser schaffen würde.

Ich bin dankbar, unendlich dankbar, dass ich diese Zaubertropfen für mich gefunden habe und sie ihr Wunder vollbringen können!

DAS wünsche ich EUCH allen ebenso!

4) DUUUU konsumierst Cannabis????? ECHT?

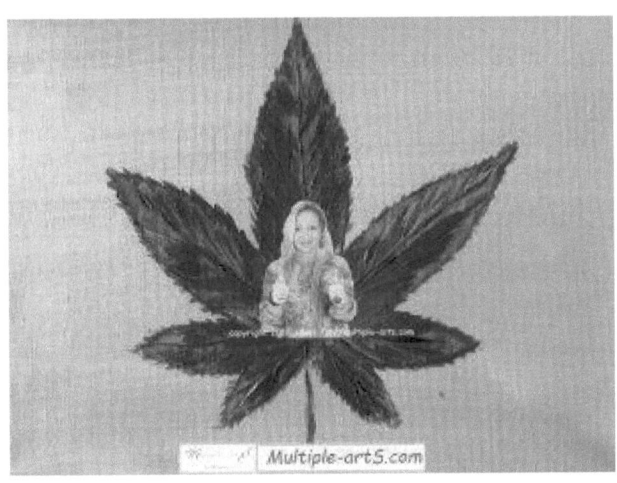

Multiple-artS.com

DUUUU konsumierst Cannabis?????
ECHT?

Ja – echt! Ich nehme täglich Cannabis zu mir und das ganz legal. Und ohne dass es high macht, oder gar abhängig!

Wie das geht?

Ganz einfach: Ich nehme täglich, meist mehrmals, mein Cannabis in Form von CBD.

Wie DAS geht?

Auch ganz einfach, denn

> ➤ **„CANNABIS" ist einfach der wissenschaftliche Name von Hanf.**

Hanf (Cannabis) ist eine Pflanzengattung innerhalb der Familie der Hanfgewächse.

Hanf zählt zu den ältesten Nutz- und Zierpflanzen der Erde. Die einzelnen Bestandteile der Pflanze (Fasern, Samen, Blätter, Blüten) werden ungenauer Weise ebenfalls als Hanf bezeichnet. Aus diesen Pflanzenteilen können jeweils sehr verschiedene Produkte hergestellt werden: Seile (aus den Fasern der Stängel), Speiseöl (aus den Samen), ätherisches Öl (aus destillierten Blättern und Blüten) sowie Haschisch und Marihuana (aus getrockneten Blättern, Blüten und Blütenständen).

Neben seiner Rolle als wichtiger nachwachsender Rohstoff für Textilindustrie und Bauwirtschaft wird Hanf daher sowohl als Rauschmittel wie auch als Arzneimittel verwendet. Ursprünglich war Hanf vermutlich in Zentralasien beheimatet. Da er durch menschliches Zutun seit Tausenden von Jahren immer weiterverbreitet wurde, lässt sich das natürliche Verbreitungsgebiet jedoch nicht mehr sicher genau eingrenzen. Heute ist Hanf fast weltweit in den gemäßigten bis tropischen Zonen zu finden, sowohl kultiviert als auch verwildert. (Quelle / Stand März 2018: https://de.wikipedia.org/wiki/Hanf)

Zur Pflanzengattung des Cannabis gehören unterschiedliche Hanfarten und deren Untersorten.

Es gibt Hanfarten, die auf Grund des enthaltenen THC eine berauschende Wirkung haben – Wichtig zu wissen ist, dass CBD (im Gegensatz zu THC) nicht-psychoaktiv ist/wirkt!

Das heißt:

✓ **CBD macht weder „high", noch erzeugt es Halluzinationen oder ähnliche Rauschzustände.**

Und da es mir so großartig hilft, werde ich es auch weiterhin konsumieren! ;)

5) HEIL-Versprechen durch CBD?
Halte ich für unseriös!

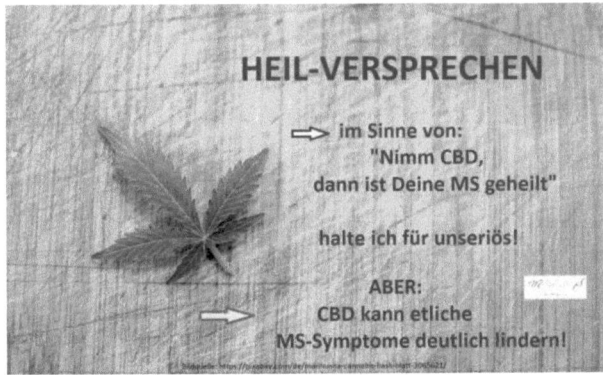

Ihr alle kennt meine absolute Liebe zu CBD-Produkten und dass ich wirklich darauf schwöre!

Auch sind meine neuropathischen Schmerzen fast verschwunden und meine Schlafqualität hat sich verbessert. Deshalb ist es für MICH ein Wundermittel. Ein wundervolles pflanzliches, legales Mittel, quasi ohne Nebenwirkungen und überaus gut verträglich. Was ich aber gar nicht mag, das sind Heil-Versprechen auf Grund von CBD!

Ich würde mich natüüürlich RIESIG freuen, und Ihr sicherlich auch alle, wenn sich einmal herausstellen sollte, dass CBD (oder ein anderes Mittel) unsere MS oder andere Krankheiten heilen könnte. Das wäre dann für mich tatsächlich ein kleines Wunder!

Aber leider lese ich – gerade momentan, wo fast ein Hype um CBD entsteht und Start-Up-Unternehmen aus dem Boden sprießen, um das schnelle Geld zu machen – immer wieder, dass CBD eine Erkrankung wie MS heilen könne. Oder es werden entsprechende „Versuche" dokumentiert und Heilung versprochen.

Das ist für mich unseriös, denn das ist nicht erwiesen.

Ich stehe Heil-Versprechen im Allgemeinen sehr kritisch gegenüber. Klar, eine Heilung: was wäre das für ein Traum! Aber leider sind wir noch nicht so weit.

Was aber wissenschaftlich erwiesen ist, ist, dass CBD antientzündlich wirkt. Das ist für MS schonmal prima.

Ebenfalls gibt es Studien zu anderen Linderungen durch CBD und vor allem gibt es (und das ist für mich am Wichtigsten und Authentischsten), die Berichte von Betroffenen. Das ist meine Wahrheit.

> ➤ **Meine Lebensqualität ist auf Grund des CBD-Konsums deutlich gestiegen, ich bin ein neuer Mensch, was sich auch psychisch auswirkt. HURRA!**

Aber eine MS-Heilung ist momentan mit CBD wohl noch nicht möglich. Deshalb appelliere ich an jeden Leser, dass Ihr aufpasst und Euch nicht von einer solchen Unseriösität gefangen lassen nehmt. Will da jemand „das schnelle Geld" machen? Und weiß man als Verbraucher denn überhaupt, wie und unter welchen Umständen das Öl hergestellt und abgefüllt wird? Hygienische Umstände? Arbeitsbedingungen? Und und und….

Also passt bitte gut auf!!!

UMFRAGE

Ich fragte auf meinem Blog danach, was mir Follower berichten können, wie ihnen CBD hilft.
Hier ein paar Ausschnitte:

„Ich hatte mehrere Wochen Schmerzen im Fuß bzw. im Knöchel/Fußgelenk weil ich umgeknickt bin. Ich mischte circa 3 Tropfen CBD-Öl in etwas Bio-Aloe-Vera-Creme und massierte mein Fußgelenk damit. Circa 20 Minuten später waren die Schmerzen fast weg. Das habe ich immer nach Bedarf gemacht."

„Ich schlafe deutlich besser ein und oft sogar durch, seit ich das CBD-Öl nehme!"

„Ich hatte nach einem Infekt 2 Jahre einen Fatigue-Dauerzustand und war schon so gut wie bettlägerig und demzufolge völlig verzweifelt. Das CBD-Öl hat mich tatsächlich aus diesem Zustand befreit. Ich kann wieder am Leben teilnehmen und bin unendlich dankbar dafür."

„Ich nehme 1-2 x 3 Tropfen vom 10%igen Öl. Meine Fatigue ist viel besser, die heftigen Attacken viel seltener geworden und wenn doch noch eine Attacke kommt, nehme ich zusätzlich nochmal ein paar Tropfen - dann ist es schneller vorbei. Somit bin ich wieder leistungsfähiger und kann wieder mehr am Leben teilnehmen.
Super ist auch, dass die Hitze wieder erträglicher ist und somit das Uhthoff-Phänomen nicht mehr so krass zuschlägt. Bin begeistert!"

„Seit ich 2 x am Tag und 1x zur Nacht 3 Tropfen des 5%igen CBD-Öls nehme, habe ich keine Schmerzen mehr und bin viel besser drauf. Ich vergöttere das Öl und bin froh es genommen zu haben!"

„Die Fatigue verabschiedet sich schneller, bzw. wenn ich merke, dass sie im Anmarsch ist, nehme ich ein paar Tropfen vom 10%igen Öl und dann kommt sie meist gar nicht."

„Ich habe völlig neue Lebensqualität, weniger Schmerzen, kaum noch Fatigue und mein Schwindel ist auch besser geworden!"

„Ich kann nur „danke" sagen für diesen Tipp – mein komplettes Leben hat sich geändert: ich habe endlich wieder mehr Lebensqualität und Freude und fühle mich rundum wohler!"

„Meine Depressionen sind spürbar weniger geworden – ich bin sooo froh darüber!"

„Meine Schuppenflechte wurde viel viel besser! Tausend Dank für den Tipp!"

„Endlich ist meine Neurodermitis besser geworden! Ich kann es gar nicht glauben!"

„Es ist, wie Du es beschreibst: meine Nägel sind stärker und meine Haare fester geworden! Super!"

„Ich hatte eine trockene juckende Hautstelle auf meinem Handrücken. Ich habe sie ein paar Tage lang mit einer CBD-Salbe eingerieben und es wurde wirklich besser! Ohne Chemie! JUHU!"

„Ich habe oft eingerissene Fingerhaut, dort wo die Nägel sind. Ich habe mir abends ein paar Tropfen CBD-Öl reingerieben und es heilte sehr schnell!"

„Mich stechen plötzlich kaum noch Mücken! Ich habe gelesen, dass Stechmücken wohl den Geruch des CBD`s nicht mögen, das ich oral einnehme!"

„Ich bin ein neuer Mensch geworden – CBD sei Dank!"

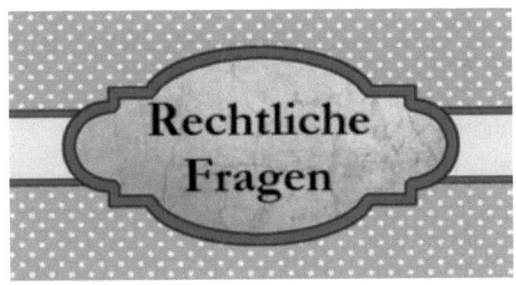

Rechtliche Fragen

Das Thema „Cannabis" ist wirklich momentan (auch auf Grund einiger Gerichtsurteile zur medizinischen Verordnung) in aller Munde, verliert somit auch etwas von seinem „Schrecken" und dadurch wurde es sogar in der Politik zum Gegenstand einiger Diskussionen! Denn es sind viele Menschen FÜR eine Legalisierung von Cannabis - das haben Umfragen ergeben.

In Deutschland sind THC-haltige Mittel nicht legal – es sei denn, sie werden unter bestimmten Umständen ärztlich verschrieben.

   ✓ **CBD ist in Deutschland legal (wenn der THC-Anteil unter 0,2% liegt).**

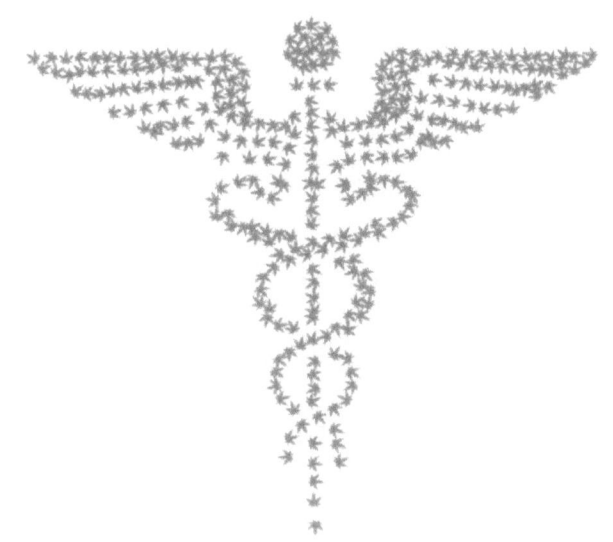

Ist CBD in Deutschland legal?

Entnommen cbdratgeber.de
→ https://cbdratgeber.de/legal/ist-cbd-legal-deutschland/

„Da so Mancher in seiner Kindheit zunehmend gelernt hat, dass Cannabis eine verbotene Pflanze und der Umgang mit ihr „schlecht" sei, fragt man sich schnell auch: **Ist CBD legal?** Bezogen auf Cannabinoide ist die Rechtslage in Deutschland teilweise relativ unterschiedlich. Sowohl CBD als auch THC sind Cannabinoide, wobei den meisten bekannt sein dürfte, dass der Verkauf und Umgang mit THC in Deutschland illegal beziehungsweise nur in besonders schwerwiegenden medizinischen Fällen bedingt legal ist. Aber wie sieht es mit Cannabidiol generell aus? Gibt es Unterschiede? Wir haben uns mit der rechtlichen Lage bezüglich der Legalität von CBD auseinandergesetzt.

Cannabidiol ist nicht-psychoaktiv und somit legal

CBD hingegen gilt im Gegensatz zu THC als nicht-psychoaktiv. Diese Bezeichnung ist nur - mit einer positiven Ausnahme - nicht wirklich korrekt. Denn CBD kann beispielsweise bei psychischen Störungen und Angstzuständen helfen und kann daher sehr wohl Auswirkungen auf die Psyche haben. Allerdings sind keine negativen psychischen Effekte von CBD bekannt und um es vom berauschend wirkenden THC abzugrenzen, wird es in der Regel als nicht-psychoaktiv eingestuft. CBD selbst gilt deshalb auch nicht als Betäubungsmittel und unterliegt nicht entsprechenden Gesetzen.

CBD mit THC als Arzneimittel: Legal in der Apotheke

CBD erlaubt verschiedene Anwendungsweisen, dazu gehört die Nutzung als Arzneimittel, als Nahrungsmittel beziehungsweise Nahrungsergänzungsmittel sowie als Kosmetikprodukt. Je nach Art und Zusammensetzung des Produkts ist Folgendes zu beachten: Wird CBD als Arzneimittel verwendet (wie zum Beispiel auch Cannabisprodukte), so unterliegt es in Deutschland der gesetzlichen Rezeptpflicht und

Apothekenpflicht. Ein Arzt muss in dem Fall also CBD als Medikament verschreiben und das Produkt kann daraufhin vom Patienten ausschließlich in einer Apotheke bezogen werden.

✓ CBD mit < 0,2% THC: Legal und freiverkäuflich

Besitzen CBD Produkte - wie zum Beispiel Öle - aber einen **THC-Gehalt von weniger als 0,2%** (dies ist die gesetzliche Grenze in Deutschland), so unterliegen sie nicht der Rezeptpflicht. Diese Produkte können deshalb beispielsweise als Kosmetikprodukt **frei und legal** erworben werden.

Laut Regelung des §2(3) des deutschen Arzneimittelgesetzes gilt Cannabidiol als Nahrungsergänzungsmittel zudem nicht als Arzneimittel. Die EU sieht in ihrer Richtlinie 2002/46/EG sogar CBD als Ergänzung für die tägliche Ernährung vor. Aus diesem Grund ist **CBD als Nahrungsergänzungsmittel** ebenfalls zulässig und damit frei verkäuflich. Diese Produkte können auch ohne Probleme online vertrieben und gekauft werden. In diesem Fall sieht die Gesetzgebung lediglich eine Einschränkung vor: Der Käufer entsprechender Produkte muss volljährig und somit mindestens 18 Jahre alt sein.

Eine Regelung bezüglich der Herkunft von CBD Produkten besteht ebenfalls. In Deutschland erhältliches CBD muss aus sogenanntem Nutz-Hanf gewonnen werden. Nutz-Hanf ist Hanf mit ohnehin sehr geringem THC-Anteil. Diese Pflanzen wurden in Deutschland bis dato hauptsächlich zur Herstellung von Stoffen und als Tierfutter verwendet. Sofern sich ein Unternehmen eine entsprechende Genehmigung einholt, ist der Anbau dieser Pflanzen in Deutschland legal."

Cannabis-Verordnung

Rechtliches:

Anspruch, Vorgehensweise und Verordnung

Patienten mit einer schwerwiegenden Erkrankung haben seit März 2017 unter bestimmten Voraussetzungen Anspruch auf Cannabis. Jeder Haus- und Facharzt darf seitdem getrocknete Cannabisblüten und -extrakte sowie Arzneimittel mit den Wirkstoffen Dronabinol und Nabilon verordnen.

In speziellen Fällen übernehmen die Krankenkassen dann auch die Kosten für die Therapie. Man kauft sich dann sein Cannabis ganz legal in der Apotheke. Aber nach Erfahrungsberichten klingt dies einfacher, als es tatsächlich ist, denn so schnell wird Cannabis nicht verschrieben. Dies wiederum leistet natürlich dem illegalen Erwerb von Cannabis riesige „Dienste".

„Ein Anspruch auf Versorgung mit Cannabis gilt nur, wenn eine allgemein anerkannte, dem medizinischen Standard entsprechende Leistung

- nicht zur Verfügung steht oder
- im Einzelfall nach der begründeten Einschätzung des Arztes unter Abwägung der zu erwartenden Nebenwirkungen und unter Berücksichtigung des Krankheitszustandes des Patienten nicht angewendet werden kann,

- 2. eine nicht ganz entfernt liegende Aussicht auf eine spürbare positive Einwirkung auf den Krankheitsverlauf oder auf schwerwiegende Symptome besteht.

Gesetzliche Grundlage hierfür ist § 31 Absatz 6 SGB V. Konkrete Indikationen, die als „schwerwiegend" gelten, benennt der Gesetzgeber nicht." (Quelle Stand 2018: http://www.kbv.de/html/cannabis-verordnen.php)

Klar ist auch, dass der Patient vor der erstmaligen Verordnung eines Cannabis-Präparates einen Arzt aufsuchen und sich die Genehmigung seiner Krankenkasse einholen muss.

Dabei werden viele Daten ausgewertet und geprüft – unter anderem die Diagnose gemäß dem Diagnoseschlüssel ICD-10, Dauer der Erkrankung oder Symptomatik, Angaben zu Vortherapien und auch Beendigungsgründe (zum Beispiel mangelnder Therapieerfolg, unverhältnismäßige Nebenwirkungen, Kontraindikationen), Angabe parallel verordneter Arzneimittel nach Wirkstoffen, Auswirkung der Cannabistherapie auf Krankheits- oder Symptomverlauf und vieles mehr.

Für die sogenannte „Cannabis-Begleiterhebung" hat das BfArM ein Internetportal eingerichtet, zu dem der behandelnde Arzt zum Erhebungsbogen weitergeleitet wird. Diese Erhebung dauert insgesamt fünf Jahre. Sie gilt auch als Entscheidungsgrundlage dafür, ob getrocknete Cannabis-Blüten und- Extrakte (sowie Arzneimittel mit den Wirkstoffen Dronabinol und Nabilon -> diese werden auf dem Betäubungsmittelrezept nach § 9 der Betäubungsmittelverschreibungsverordnung (BtMVV) verordnet) dann als Regelleistung der gesetzlichen Krankenversicherung anerkannt werden sollen.

Hieran sieht man schon, wie umständlich und aufwendig solch eine Erhebung ist.

Genauere und weitere Infos gibt es hier:

➜ http://www.kbv.de/html/cannabis-verordnen.php

Allgemeines:

Die Entscheidung ob Cannabis als Medizin eingesetzt werden soll liegt allein im Ermessen des Arztes in Absprache mit dem Patienten. Der Arzt benötigt Hinweise auf eine Wirkung von Cannabis bei der entsprechenden Krankheit.

Das heißt, es gibt keinen expliziten Ausschlusskatalog von Krankheiten, für die medizinisches Cannabis angewendet werden kann.

Leider haben mir viele Betroffene berichtet, dass ihnen der Weg zum Cannabis-Rezept von den Krankenkassen sehr schwer gemacht wird. In der Realität sieht es wohl oft so aus, dass das vom behandelnden Arzt verschriebene Rezept nicht anerkannt wird. Der daraus resultierende Kampf um Anerkennung kann äußerst zermürbend, kräftezehrend und vor allem nicht gut für die jeweiligen Symptome (wie Schmerzen) sein.

Auszüge aus: https://hanfverband.de/faq/bei-welchen-krankheiten-kann-medizinisches-cannabis-angewendet-werden

Anhaltspunkt kann die Liste von Krankheiten sein, für die das BfArM bis zur Gesetzesänderung Ausnahmegenehmigungen erteilt hat:

<u>Häufig:</u>

• Chronische Schmerzen
• Multiple Sklerose
• Tourette-Syndrom
• Depressive Störungen
• ADHS

<u>Außerdem:</u>

• Allergische Diathese
• Angststörung
• Appetitlosigkeit und Abmagerung
• Armplexusparese

- Arthrose
- Asthma
- Autismus
- Barrett-Ösophagus
- Blasenkrämpfe
- Blepharospasmus
- Borderline-Störung
- Borreliose
- Chronische Polyarthritis
- Chronisches Müdigkeitssyndrom
- Schmerzsyndrom nach Polytrauma
- Chronisches Wirbelsäulensyndrom
- Cluster-Kopfschmerzen
- Colitis ulcerosa
- Epilepsie
- Failed-back-surgery-Syndrom
- Fibromyalgie
- Hereditäre motorisch-sensible Neuropathie mit Schmerzzuständen und Spasmen
- HIV-Infektion
- HWS- und LWS-Syndrom
- Hyperhidrosis
- Kopfschmerzen
- Lumbalgie
- Lupus erythematodes
- Migraine accompagnée
- Migräne
- Mitochondropathie
- Morbus Bechterew
- Morbus Crohn
- Morbus Scheuermann
- Morbus Still
- Morbus Sudeck
- Neurodermitis
- Paroxysmale nonkinesiogene Dyskinese (PNKD)
- Polyneuropathie
- Posner-Schlossmann-Syndrom

- Posttraumatische Belastungsstörung
- Psoriasis (Schuppenflechte)
- Reizdarm
- Rheuma (rheumatoide Arthritis)
- Sarkoidose
- Schlafstörungen
- Schmerzhafte Spastik bei Syringomyelie
- Systemische Sklerodermie
- Tetraspastik nach infantiler Cerebralparese
- Thalamussyndrom
- Thrombangitis obliterans
- Tics
- Tinnitus
- Trichotillomanie
- Urtikaria unklarer Genese
- Zervikobrachialgie
- Folgen von Schädel-Hirn-Trauma
- Zwangsstörung

Allerdings gilt: Cannabis ist kein Wundermittel und hilft nicht allen Patienten! Insbesondere Patienten mit einem hohen Risiko für Psychosen oder Vorerkrankungen am Herzen müssen beim Konsum von Cannabis Vorsicht walten lassen. Generell ist eine ärztlich begleitete, gezielt durchgeführte Anwendung von Cannabis immer einer selbst organisierten Anwendung vorzuziehen. Auf Grund der jahrzehntelang blockierten Forschung und des fehlenden staatlichen Interesses an einer verstärkten Anwendung erfahren viele Patienten aber oft erst durch eigene Experimente, dass Cannabis ihnen hilft. (https://hanfverband.de/faq/bei-welchen-krankheiten-kann-medizinisches-cannabis-angewendet-werden)

Ist CBD apothekenpflichtig?

➔ https://cbdratgeber.de/legal/ist-cbd-apothekenpflichtig/

„In der Fachpresse und auf unzähligen Infoseiten zum Thema Cannabidiol (CBD) liest man oft von Erfahrungsberichten, bei denen Krankheiten beziehungsweise Symptome und Beschwerden mit CBD Produkten behandelt wurden und die Anwender Besserungen verspüren. Da CBD also teilweise nach Meinung einiger Anwender eine heilende Wirkung haben kann, macht es Sinn zu der Frage zu gelangen: **Ist CBD apothekenpflichtig?**

These: *Wenn CBD möglicherweise heilend wirken könnte und wenn es von manchen Menschen als Arzneimittel bezogen wird, dann könnte es ja durchaus ein Medikament sein.*

Was bedeutet „apothekenpflichtig"?

Zunächst gilt es zu klären, was die Eigenschaft „apothekenpflichtig" überhaupt bedeutet. Die Apothekenpflicht stellt in Deutschland eine Verkaufsbegrenzung für Arzneimittel dar. Sie besagt, dass entsprechende Mittel nur in Apotheken oder durch pharmazeutisches Personal an den Endverbraucher abgegeben werden dürfen. Unter diese Pflicht fallen in Deutschland vor allem Arzneimittel.

Die meisten sind noch dazu verschreibungspflichtig. Es besteht also ein sogenanntes Selbstbedienungsverbot, was schlichtweg Anlass zur Beratung durch einen Arzt geben soll (§17 Abs. 3 Apothekenbetriebsordnung). Die Entscheidung über die Apothekenpflicht eines Arzneimittels in Deutschland wird von Sachverständigen durch Rechtsverordnung durch das zuständige Bundesministerium getroffen. Im Falle von CBD ist dies im Jahr 2016 geschehen.

THC-haltige Cannabisprodukte sind verschreibungspflichtig?

Viele Menschen kennen bereits THC-haltige Cannabisprodukte. Diese fallen in Deutschland in der Regel aufgrund ihrer berauschenden psychoaktiven Wirkung unter das Betäubungsmittelgesetz. In sehr schwerwiegenden, äußerst seltenen Fällen können solche Produkte per Rezept durch einen Arzt verschrieben und daraufhin in Apotheken erworben werden. **Diese Produkte sind also streng apothekenpflichtig und auch verschreibungspflichtig.**

CBD hingegen gilt in Deutschland als nicht-psychoaktives Cannabinoid. Es ist etwas unglücklich, CBD als nicht-psychoaktiv zu bezeichnen, denn CBD kann beispielsweise bei psychischen Störungen und Angstzuständen helfen und könnte daher unter Umständen sehr wohl Einflüsse auf die Psyche des Anwenders nehmen. **Die möglichen psychischen Effekte von CBD werden aber durchweg als positiv beschrieben und die Einstufung als generell nicht-psychoaktiv macht die Abgrenzung zum größtenteils illegalen THC einfacher.** CBD gilt aus diesen Gründen aber in Deutschland eben nicht als Betäubungsmittel und ist somit legal zu erwerben.

Gehören ALLE CBD-Produkte dazu?

Um auszumachen, ob und inwiefern CBD in Deutschland apothekenpflichtig ist, bedarf es genauerer Betrachtung der Rahmenbedingungen. CBD ist nämlich nur dann apothekenpflichtig, wenn es als Arzneimittel vertrieben wird.

Genauer gesagt unterliegt CBD in Deutschland dann der Verschreibungspflicht, wenn es „in nicht zulassungspflichtigen Rezeptur- und Defekturarzneimitteln (NRF-Vorschrift 22.10.) eingesetzt wird".

Diese Produkte besitzen in der Regel einen erhöhten THC-Anteil und unterliegen vor allem deshalb der gesetzlichen Rezeptpflicht. Solche CBD-Produkte können also nur von einem Arzt an Patienten verschrieben werden. Mithilfe eines solchen Rezeptes kann der Patient daraufhin das gewünschte CBD Produkt in einer Apotheke erwerben. Für solche Produkte gilt also Rezept- und somit auch Apothekenpflicht.

✓ **Fazit: CBD ist nicht apothekenpflichtig!**

Die meisten CBD Produkte werden in Deutschland aber im freien Verkauf gehandelt. Dies ist auf legalem Wege dann möglich, wenn das betroffene Produkt einen **THC-Gehalt von weniger als 0,2%** aufweist. Diese Grenze ist durch den deutschen Gesetzgeber festgelegt und hilft bei der Abgrenzung von CBD als Arzneimittel zu CBD als Nahrungsmittel oder Kosmetikprodukt. Unterhalb dieser Grenze können CBD Produkte also legal und frei verkauft beziehungsweise gekauft werden. Dies kann beispielsweise über das Internet geschehen.

In diesen Fällen unterliegen CBD beziehungsweise CBD Produkte also **keiner Apothekenpflicht**. Nichtsdestotrotz ist CBD als Nahrungsergänzungsmittel aber auch oft freiverkäuflich in Apotheken erhältlich.

Kann man sich CBD verschreiben lassen und welche wissenschaftlichen Erkenntnisse gibt es über CBD?

CBD befindet sich momentan noch in einer Grauzone, in der die Moral und die Rechtsstaatlichkeit miteinander kollidieren. Die aktuelle Einstufung von CBD muss meiner Meinung nach dringend überdacht und reformiert werden.

Die Weltgesundheitsorganisation (World Health Organization – WHO) ist Mitglied der Entwicklungsgruppe der Vereinten Nationen. (Ihre Grundsatzerklärung umfasst die Förderung der öffentlichen Gesundheit, Ernährungssicherheit, gesunden Ernährung, Gesundheit am Arbeitsplatz, Reduzierung von Drogenmissbrauch und die Festlegung neuer Standards für die Entwicklung und Berichterstattung von

wissenschaftlichen Erkenntnissen, Veröffentlichungen und Netzwerk-
bildung).

Es gibt Anregungen und Vorschläge, die vollständige Einstufung
von CBD (in Reinform) als Betäubungsmittel aufzuheben. Fürsprecher
versuchen deutlich zu machen, dass CBD nachweislich medizinisches
Potenzial hat. Auch wenn es momentan in der Schulmedizin wohl
hauptsächlich noch so ist, dass man CBD noch nicht als medizinische
Behandlung empfiehlt, werden zunehmende empirische und fachliche
Belege endlich anerkannt.

Da leider in Bezug auf seine pharmakokinetische und pharmakody-
namische Wirksamkeit und Leistungsfähigkeit noch vieles geklärt werden muss, ist es wohl momentan eher selten, dass CBD verschrieben
wird.

THC hat natürlich das Potenzial für Drogenmissbrauch – und doch
ist auch klar, dass THC ein großes medizinisches Potenzial aufweist.
Allerdings kann THC natürlich, wenn sich sein Gehalt oberhalb einer
bestimmten Menge befindet, je nach Rechtssystem einen Verstoß darstellen.

Hanf ist technisch gesehen auch Cannabis, aber enthält nur Spuren
von THC und ist somit als „Nahrungsergänzungsmittel" für „medizinische" Zwecke legal erhältlich – ebenso wie für die Benutzung in der
Faser- und Zellstoffindustrie.

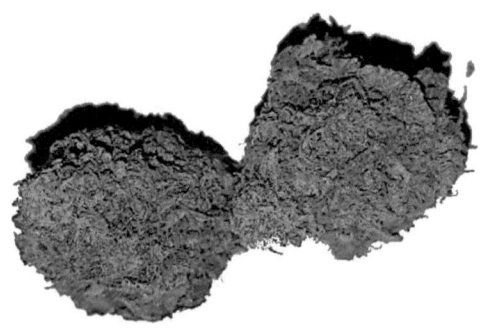

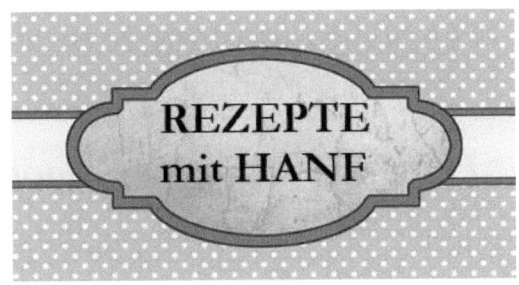

Hanf erobert auch die Küche!

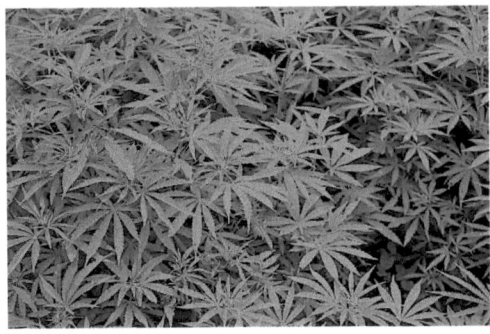

Für den Gebrauch in der Küche empfehlen sich vor allem die Hanf-samen und das Hanföl, die ähnliche Eigenschaften wie Weizen haben.

Wo aber sind Hanfsamen erhältlich?

Leider ist Hanf als Zutat zum Kochen oder Backen noch nicht über-all erhältlich. CBD-Shops im Internet bieten aber eine immer größer werdende Palette an HANF-Produkten an. Mir wurde sogar empfohlen, in Zoohandlungen nach Hanf zu fragen, denn dort werden Hanfsamen als Vogelfutter und Angelköder verkauft.

Mit viel Glück findet man aber auch bei einem gut sortierten Gemü-sehändler oder Reformhaus Hanfsamen.

Normales Lebensmittel-Hanf-Öl zum Kochen (nicht das „richtige" medizinisch nutzbare CBD-Öl) wiederum gibt es im Feinkostgeschäft.

HANF-Smoothies & Shakes:

Hanfsamen-Kaffee Smoothie

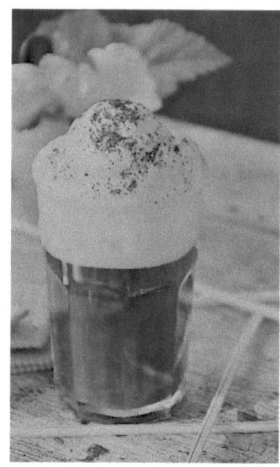

Ideal zum Frühstück oder auch kalt im Sommer zu genießen!

Zutaten:

- 1 EL Instant-Kaffeepulver oder 1-2 Espresso
- 2 Tassen Hanfmilch
- 2 EL Hanfsamen
- 4 Datteln
- Süße nach Belieben
- Eiswürfel (optional)

Zubereitung:

- ❖ Alle Zutaten in einen Mixer geben und verrühren – Fertig!

Chai-Latte-Protein-Shake

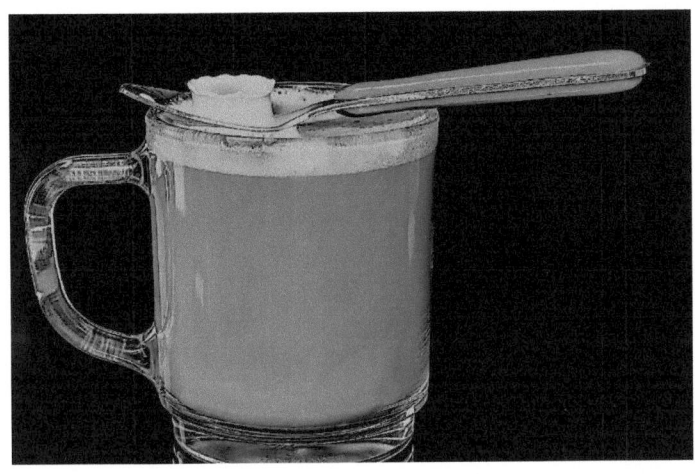

Zutaten:

- 1/2 Tasse Chai-Latte
- 25 g Hanfprotein-Pulver
- Etwas geriebenen/gemahlenen Ingwer
- 1 Banane
- Prise gemahlener Kardamom
- 50 g Milch (z.B. Mandel,- Soja- oder Hafermilch)
- 1 Prise gemahlene Vanille
- 1 Prise Zimt
- Süße nach Belieben

Zubereitung:

- ❖ Chai-Latte zubereiten und circa 8 Minuten ziehen und abkühlen lassen.
- ❖ In der Zwischenzeit die Banane schälen und in Stücke
  schneiden
- ❖ Alle Zutaten (auch Gewürze) in den Mixer geben und kurz
  verrühren

Eierpunsch mit CBD-Öl

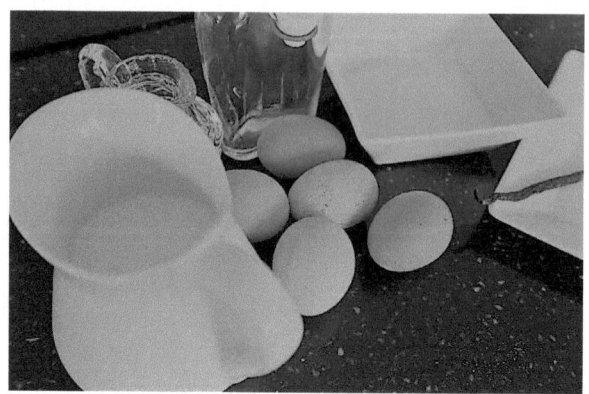

Für 4 Tassen

<u>Zutaten:</u>

- 8 Eigelbe
- 8 Eiweiße
- ½ Tasse Zucker
- 4 Tassen Vollmilch
- 2 Tassen Schlagsahne
- Etwas geriebene Muskatnuss und/oder Zimt
- 1 P Vanille-Zucker
- 1 Prise Salz
- Ein paar Tropfen eines niedrig dosierten CBD-Öls pro Tasse

Zubereitung:

- ❖ Eiweiße mit einer Prise Salz steif schlagen (zur Seite stellen)
- ❖ Eigelbe, Zucker, Vanille-Zucker miteinander verquirlen
- ❖ Milch, Schlagsahne, Muskatnuss hinzufügen und weiter verrühren.
- ❖ Nun den Eischnee vorsichtig unter die Sahnemischung heben - bis alles glatt ist.
- ❖ Im Kühlschrank kühlen und mit frisch geriebener Muskatnuss servieren.
- ❖ Direkt vor dem Anrichten das CBD-Öl zu jeder Tasse zugeben

CBD-Zitronen-Shake

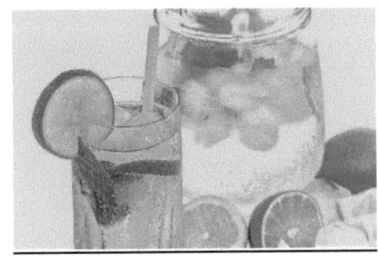

Zutaten:

- • 1 Tasse Zucker
- • 5 Tassen Wasser
- • 8 Zitronen
- • 1 Tasse Sprudel
- • Ein paar Tropfen des 2%igen CBD-Öls pro Glas
- • Frische Minze zum Garnieren

Zubereitung:

- ❖ Saft aus den Zitronen pressen und in ein Gefäß füllen.
- ❖ 1 Tasse Wasser und 1 Tasse Zucker in einem kleinen Topf bei mittlerer Hitze erwärmen.
- ❖ Regelmäßig umrühren - bis der Zucker sich vollständig aufgelöst hat.
- ❖ Vom Herd nehmen und den entstandenen „Sirup" komplett abkühlen lassen.
- ❖ Die verbleibenden 4 Tassen Wasser, den Zuckersirup und das CBD-Öl dem Zitronensaft beimischen und gut umrühren.
- ❖ Dann das Glas zu 3/4 mit der Limonade füllen und den Rest mit Sprudel auffüllen.
- ❖ Mit frischer Minze garnieren.

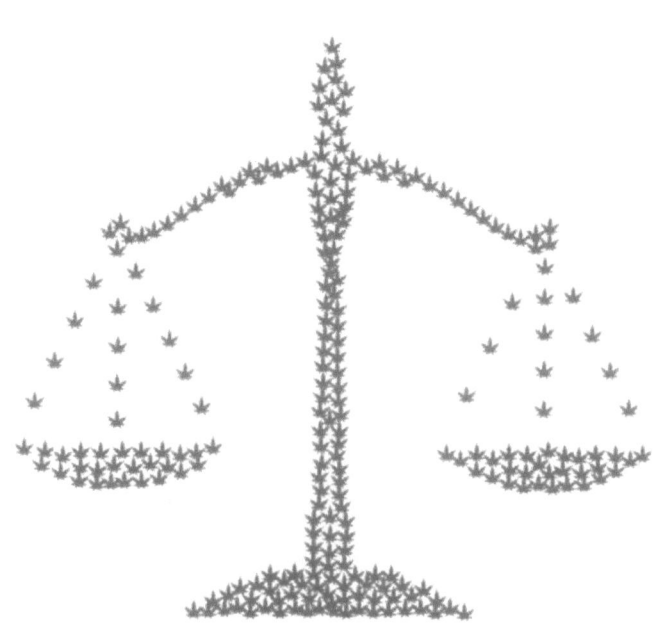

Herzhaftes mit Hanf

Avocado-Toast mit Hanfsamen

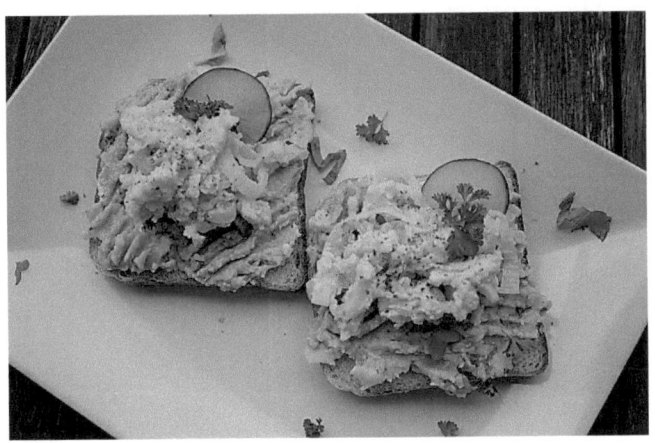

Zutaten:

- 2 Scheiben Vollkornbrot im Toaster rösten
- 1 Avocado
- 1 El Hanfsamen
- 1 Tomate
- 2 große Radieschen
- Rührei aus 3 Eiern
- Evtl. Knoblauch
- Gewürze
- Und weitere Zutaten nach Belieben

- ❖ Avocado aus der Schale nehmen und zerdrücken und würzen
- ❖ Tomaten und Radieschen in Scheiben schneiden
- ❖ Avocado-Creme auf die Toasts geben
- ❖ Rührei darauf geben
- ❖ Tomaten und Radieschen darauf anrichten
- ❖ Mit Hanfsamen bestreuen

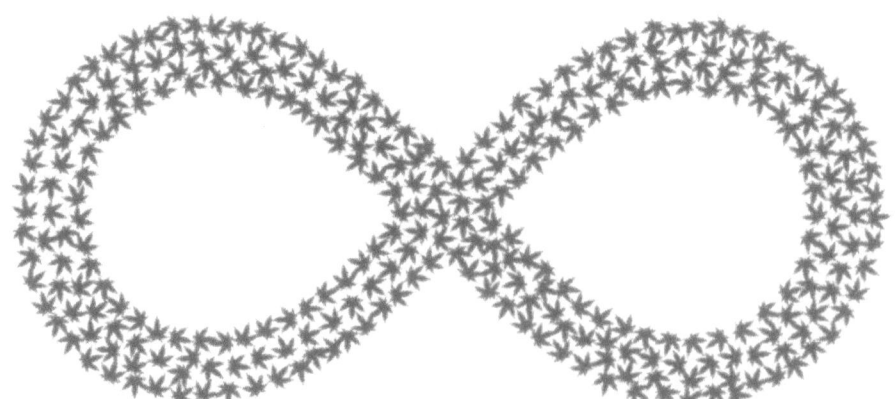

Hanf-Pesto

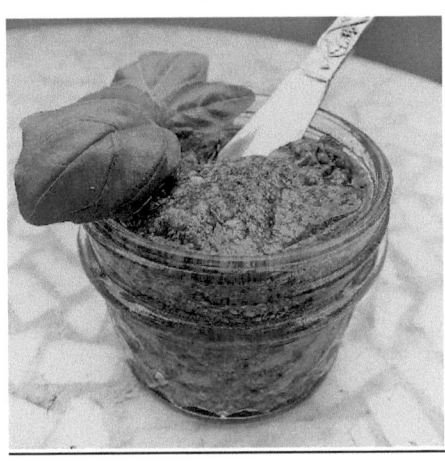

Zutaten:

- 5 EL Walnussöl
- 2 Liter Olivenöl
- Blatt-Hanf / ein paar Blätter (z.B. via Internet zu kaufen)
- 300 g Sonnenblumenkerne
- Frischer Knoblauch
- 1 Zwiebel
- Gewürze

Zubereitung:

- ❖ Zwiebeln und Knoblauch klein hacken
- ❖ Hanfblätter in einen Mixer Rührschüssel geben
- ❖ Walnussöl, Knoblauch und Zwiebeln zufügen alles mixen
- ❖ Nun peu a peu das übrige Öl zufügen bis es eine sämige Masse ergibt
- ❖ Mit Salz, Pfeffer und Zucker abschmecken

Tomaten-Mozzarella mit Hanfsamen

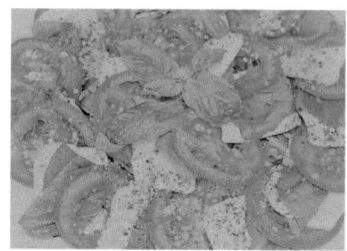

Zutaten:

- 4 Tomaten
- 1 Kugel Mozzarella
- 100 g Rucola
- 2 El Hanfsamen
- Pesto aus Hanfsamen
- Balsamico-Essig rot
- Gewürze
- Basilikum zum Dekorieren

Zubereitung:

- ❖ Salat waschen und trocknen
- ❖ Alle Zutaten in Scheiben schneiden und auf einer Platte anrichten
- ❖ Balsamico-Dressing nach Wahl herstellen und über die Tomaten-Mozzarella-Mischung geben
- ❖ Pesto aus Hanfsamen darüber geben
- ❖ Mit dem Hanfsamen bestreuen.

Hanf-Spaghetti mit Käse-Sahne-Sauce

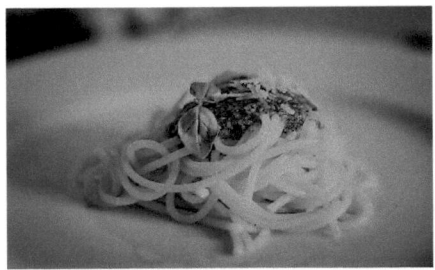

Zutaten:

- 200 g Hanf-Spaghetti
- 200 ml Sahne
- 100 g Sahneschmelzkäse
- 3 Scheiben würzigen Schnittkäse
- 1 EL Hanf-Sauce oder Hanf-Pesto
- Gewürze nach Wahl
- 1 EL Guarkernmehl zum Binden

Zubereitung:

- ❖ Hanf-Nudeln in Salzwasser kochen
- ❖ In der Zwischenzeit in einem Kochtopf die Sahne erhitzen
- ❖ Schmelzkäse dazugeben und unterrühren
- ❖ Schnittkäse klein schneiden und ebenfalls dazugeben
- ❖ Mit Gewürzen nach Wahl abschmecken
- ❖ Guarkernmehl vorsichtig hinzugeben, umrühren (binden)
- ❖ Nudeln abgießen und auf Teller geben und mit der Käse-Sauce servieren.

Tipp: Dazu passen auch noch Pilze, die man mit in die Sahnesauce geben kann.

Hanf-BRÖTCHEN

Hanf-Milchbrötchen

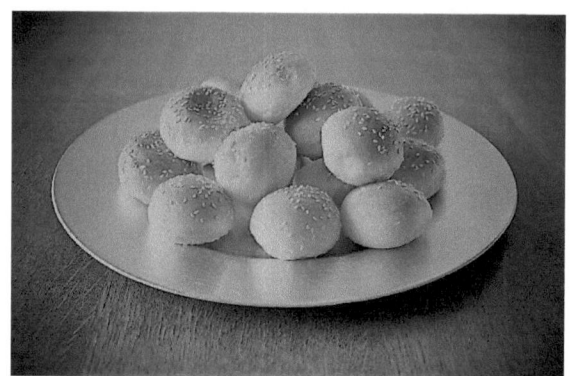

Zutaten:

- 40 g Hanf-Mehl
- 300 g Mehl
- 70 g Zucker
- 50 g weiche Butter
- 1 Tröpfchen „Bittermandel-Aroma"
- 175 ml lauwarme Milch
- ½ Würfel Hefe
- 1 Prise Salz
- Nach Belieben etwas Sesam zum Bestreuen

Zubereitung:

- ❖ Hefe in der lauwarmen Milch auflösen
- ❖ Hanf-Mehl, Mehl, Zucker und Salz mischen
- ❖ Nun Hefe, Butter, das Bittermandel-Aroma und den Zucker dazugeben
- ❖ Alles zu einem Teig verkneten
- ❖ Abgedeckt an einem warmen Ort ca. 1 Stunde gehen lassen.
- ❖ Danach nochmals durchkneten und in 5 gleichgroße Teile teilen
- ❖ Brötchen formen und auf ein Backblech legen
- ❖ Nochmals circa 15-30 Minuten gehen lassen
- ❖ Mit Sesam bestreuen
- ❖ Bei 180°C Umluft ca. 25-30 Minuten backen

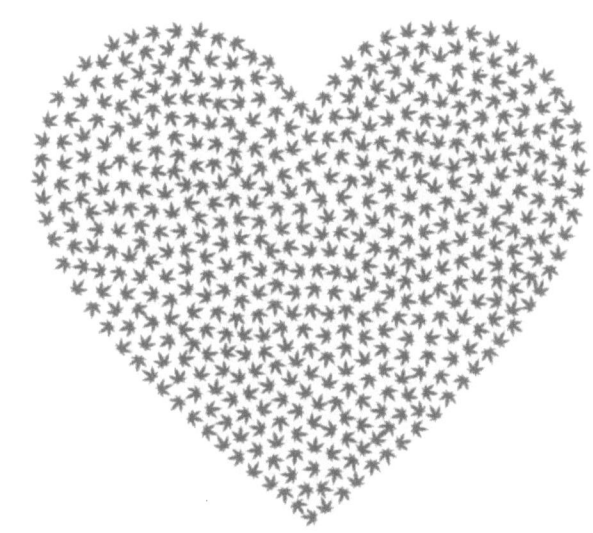

Hanf-Dinkel-Brötchen

Zutaten:

- 30 g Hanf-Mehl
- 200 g Dinkel-Vollkorn-Mehl
- 240 g Mehl
- 1 P. Trockenhefe
- 30 g Hanfsamen
- 1 Prise Salz
- 300 ml lauwarmes Wasser
- Nochmals: 1 EL Hanfsamen

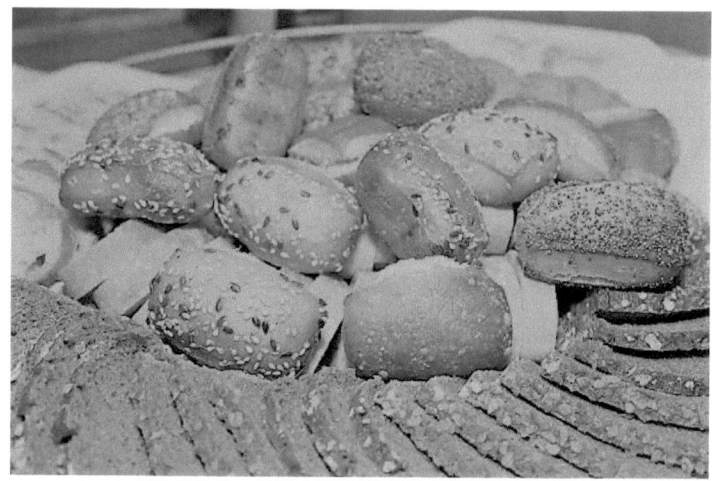

Zubereitung:

- ❖ Backofen auf 250°C vorheizen
- ❖ Alle Zutaten verkneten und an einem warmen Ort zugedeckt ca. 60-90 Minuten gehen lassen
- ❖ Anschließend den Teig nochmals durchkneten
- ❖ Mit nassen Händen beliebig große Brötchen formen
- ❖ Diese aufs Backblech legen
- ❖ Mit Hanfsamen bestreuen
- ❖ Nochmals 5-10 Minuten gehen lassen

- ❖ Bei 250°C ca.10 Minuten kross backen, dann den Ofen auf 180°C herunterschalten und nochmals 10-15 Minuten weiterbacken.

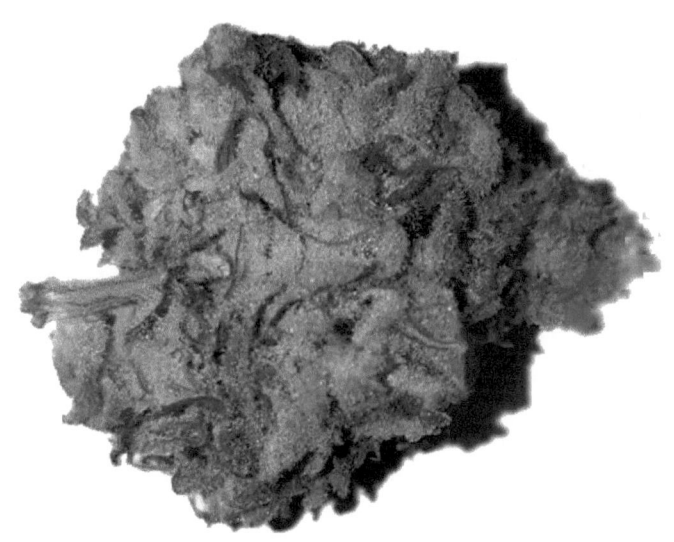

HANF-KUCHEN & Süßes

Apfelkuchen mit Hanf-Streusel

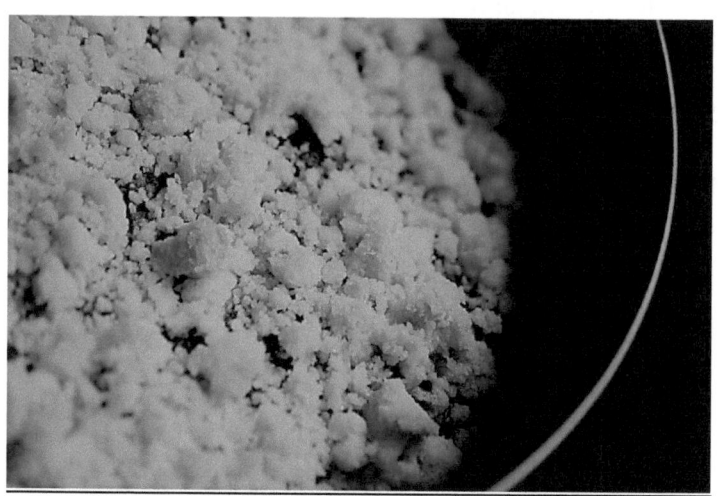

Zutaten:

Teig:

- 4 Eier
- 1 Eiweiß (Eigelb davon aufheben)
- 250 g Zucker
- 250 g Margarine
- 400 g Mehl (gerne auch hier schon etwas Hanf-Mehl nach Belieben beimischen)
- 1 TL Backpulver

Belag:

- 1 Eigelb
- 150 g Zucker
- 150 g Butter
- Eine Prise Zimt
- 4 Äpfel
- 20 g Hanf-Mehl
- 180 g Weizenmehl

Zubereitung:

Teig:

- ❖ Eier trennen
- ❖ Eiweiß steif schlagen
- ❖ Margarine und Zucker schaumig schlagen und die 2 Eigelbe unterrühren
- ❖ Mehl mit Backpulver mischen und unter den Teig rühren
- ❖ Zuletzt Eischnee vorsichtig unterrühren
- ❖ Teig auf ein Backblech streichen
- ❖ Äpfel schälen, entkernen, vierteln und in dünne Scheiben schneiden und darauf verteilen

Streusel:

- ❖ Backofen auf 175°C vorheizen
- ❖ Mit der Hand alle Zutaten kneten und zerkrümeln.
- ❖ Über die Äpfel streuseln.

- ❖ Kuchen ca. 50-60 Minuten backen

Hanf-Rührkuchen

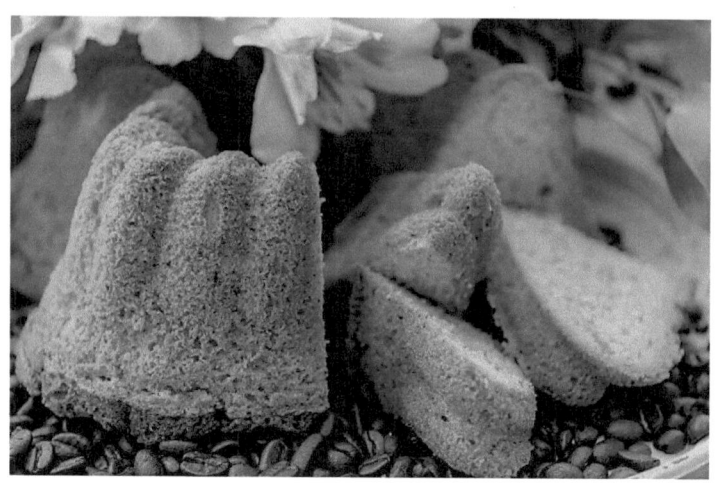

Zutaten:

- 2 Eier
- 80 g Zucker
- 150 g Margarine
- 1 P. Vanillezucker
- 6 EL Joghurt
- 1 Prise Salz
- 200 g Mehl
- 50 g Speisestärke
- ½ P. Backpulver
- 50 g Hanfsamen
- Nach Belieben noch Schoko-Streusel

Zubereitung:

- ❖ Backofen vorheizen auf 180°C
- ❖ Eier, Margarine, Zucker & Vanillezucker, Joghurt, sowie Salz schaumig schlagen
- ❖ Mehl, Stärke und Backpulver mischen und unterrühren
- ❖ Zum Schluss die Hanfsamen unterheben
- ❖ Den Teig in eine kleine Kastenkuchenform geben
- ❖ Evtl. Schoko-Streusel untermischen

- ❖ Circa 40-50 Minuten bei Umluft backen

Tipp:

- - Der Kuchen kann noch mit Schokoladenglasur bestrichen oder mit Puderzucker bestreut werden
- - Die Hälfte des Teiges kann auch beispielsweise noch mit Kakao angerührt werden

Ebenso kann man aus diesem Teig gut Muffins machen:

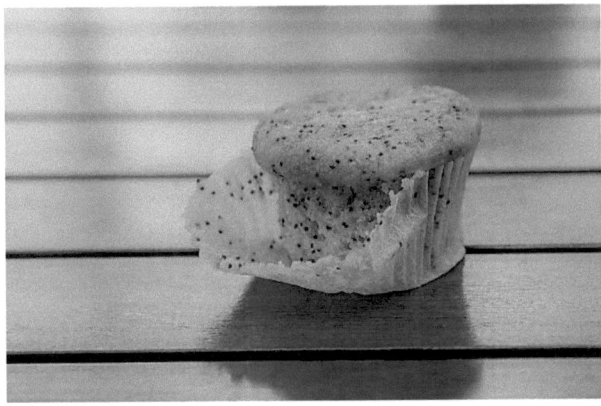

Hanf-Kirschkuchen

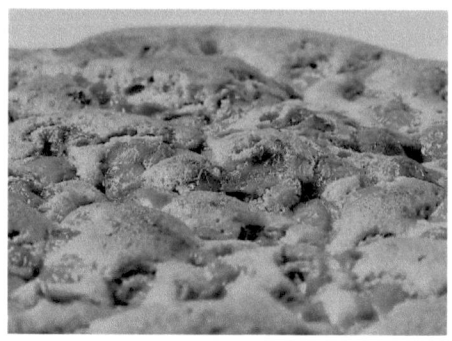

Zutaten:

- 3 Eier
- 40 g Butter
- 130 g Zucker
- 40 g Hanf-Mehl
- 1 EL Hanfkörner
- 200 g Weizenmehl
- 2 TL Backpulver
- 1 Fl. Zitronen-Aroma
- 1 Prise Salz
- 2 Gläser Sauerkirschen

Zubereitung:

- ❖ Eier, Butter und Zucker schaumig rühren
- ❖ Dann alle weiteren Zutaten (bis auf die Kirschen) hinzufügen und zu einem Rührteig verarbeiten
- ❖ Kirschen abtropfen lassen und auf den Teig geben

- ❖ Bei 150°C ca. 50-60 Minuten backen.

Hanf-Honig-Butter

→ **Ein super leckerer Brotaufstrich!**

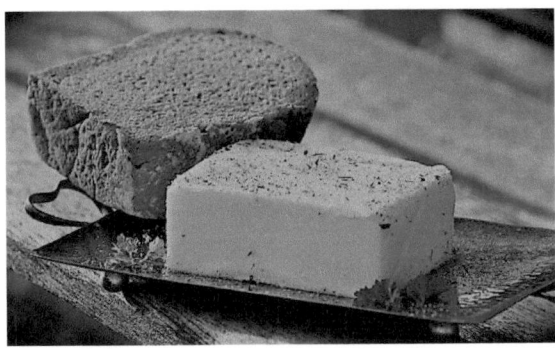

Zutaten:

- 100 g   flüssiger Honig
- 100 g   Hanfsamen gemahlen
- 100 g   Butter

Zubereitung:

❖ Hanfsamen mit Honig und weicher Butter verrühren: Fertig!

Kokos-Hanfpralinen

Zutaten:

- 100g Sahne
- 30g Hanf-Butterschmalz
- 200g weiße Schokolade
- 150 g Kokosraspel
- Mandeln (oder Haselnüsse)
- Kokosraspeln zum Wälzen

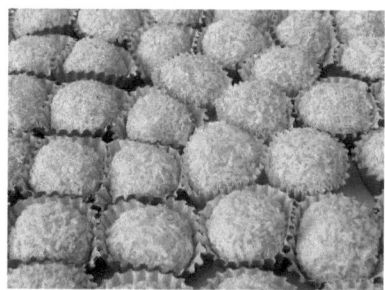

Zubereitung:

- ❖ Sahne mit dem Hanfbutterschmalz erwärmen
- ❖ Die Schokolade darin schmelzen
- ❖ Von der Kochstelle nehmen und Kokosraspeln hinzufügen, umrühren
- ❖ Evtl. mit den Händen verkneten
- ❖ Nun ca. 1 Stunde (oder über Nacht) im Kühlschrank abkühlen lassen
- ❖ Dann kleine Kügelchen abstechen und formen und eine halbe Mandel hineindrücken
- ❖ Nun die Kugeln in den Kokosraspeln wälzen

- Im Kühlschrank lagern

Hanf-Obst-Joghurt

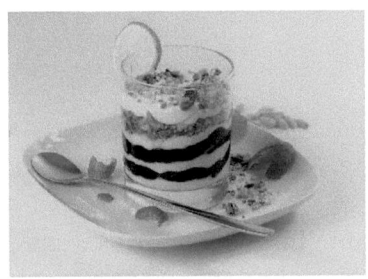

Zutaten:

- 5 Tropfen CBD von 2%igem Öl
- 3 EL Honig
- 200 g frisches Obst
- 2 Tassen Joghurt
- 1 Tasse knuspriges Müsli
- ½ - 1 TL Zimt
- Prise Salz

Zubereitung:

- ❖ CBD-Öl und Honig in einer Wasserbad-Schale vermengen und bei geringer Hitze im Wasserbad erwärmen und zur Seite stellen
- ❖ Obst klein schneiden
- ❖ Joghurt, Zimt und Prise Salz in einer kleinen Schale verrühren
- ❖ Die Hälfte des Joghurtgemischs in ein Glas füllen
- ❖ Die Hälfte des Müslis auf den Joghurt im Glas geben
- ❖ Die Hälfte des Obstes darüber geben
- ❖ Die Hälfte des CBD-Honigs über das Obst träufeln
- ❖ Und nun nochmals alles wiederholen
- ❖ Kühlen

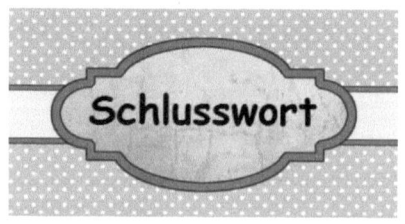

Liebe Leser,

ich hoffe, ich konnte Ihnen viele Infos weitergeben und Sie vielleicht auch auf den Geschmack bringen! ;)

CBD ist für mich etwas ganz Besonderes, da es mir zu deutlich mehr Lebensqualität verholfen hat und diese Freude muss ich einfach teilen. Und auch wenn es keine MS heilen oder die Fatigue nicht völlig verschwinden lässt: Es ist und bleibt mein persönliches Wundermittel! :)

In dieser 2. Auflage habe ich noch viele weitere neue Erkenntnisse geschrieben und ganz persönliche Erfahrungen aus meinen Blogbeiträgen miteinfließen lassen. Natürlich wird es immer weitere Erfahrungswerte geben. Wenn Sie möchten, können Sie meinen Blog (oder meine Facebook-Seite) verfolgen – hier stelle ich News hinein!

Diese neuen Recherchen habe ich sozusagen für Sie zusammengestellt, denn nicht Jeder hat Lust und Nerven dazu, stundenlang zu recherchieren.

Des Weiteren kann ich Ihnen nur raten, sich unabhängige CBD-Webseiten anzusehen und da ich die „Macher" des CBD-Ratgeber.de gut kenne, habe ich mich auch oft auf diese bezogen.

Es gibt fast täglich Neuigkeiten (auch wissenschaftliche) in Bezug auf CBD – irgendwann musste ich mich auch mit dieser Neuauflage entscheiden, es in den Druck zu geben; mit dem Wissen, dass es morgen schon wieder neue Meldungen geben wird!

Ich wünsche Ihnen alles erdenklich GUTE und dass Sie einen guten Weg für sich finden.

Herzliche Grüße,

Heike Führ

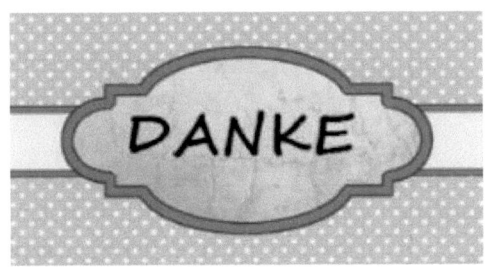

Ich danke meiner treuen Leserschaft und kann immer wieder nur beteuern, dass es mir sehr viel bedeutet, dass mein Blog und meine Bücher von so vielen Menschen gelesen werden! ☺ Das ist wirklich der schönste Lohn. Ebenso DANKE an all meine Follower – Ihr bereichert mein Leben!

Ich danke den Machern von cbdratgeber.de, denn durch sie habe ich viel gelernt und durfte ja komplette Ausschnitte der Seite für mein Buch verwenden. (Stand April 2018 und September 2019).

Danke an meinen Mann Peter! ☺ Du hast für mich recherchiert und gemeinsam haben wir uns für mich (und mittlerweile auch für Dich) für CBD entschieden!

Danke an XY. für die Cannabis-Fotos! :)

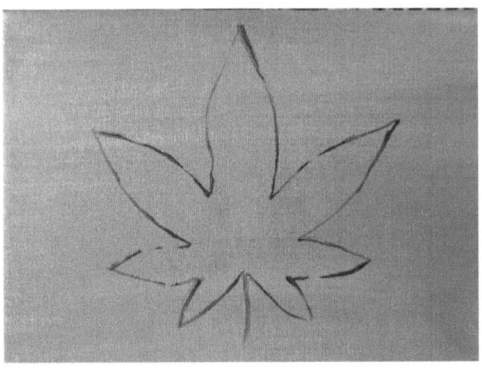

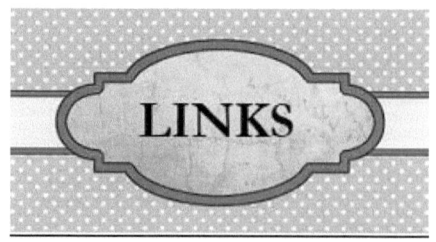

LINKS

Links und Quellennachweise

https://www.multiple-arts.com
https://cbdratgeber.de/
https://cannatrust.eu
https://www.dmsg.de
https://www.hanf-gesundheit.de
https://de.wikipedia.org/wiki/Cannabidiol
http://www.kbv.de/html/cannabis-verordnen.php
https://hanfverband.de/faq/bei-welchen-krankheiten-kann-medizinisches-cannabis-angewendet-werden
https://www.drugcom.de/?id=drogenlex&sub=5&idx=248
https://hanfjournal.de/2015/02/20/ist-cbd/
https://www.zamnesia.com/de/content/259-was-ist-cbd
http://www.pixabay.com
https://www.cbd-gesundheit-info.de/studien-forschung-wirkung/
https://www.die-gesunde-wahrheit.de/2019/03/20/cannabis-vernichtet-krebszellen/
https://www.supplements.de/cbd-oel/wirkung-studien/)
https://heal-nature.com/cbd-studien/
https://cbdratgeber.de/news/cbd-und-thc-verlaengern-offenbar-die-lebensdauer-bei-hirntumoren/

Noch ein paar CBD-ÖL-Erfolgsberichte:

- Hier die tolle Aussage einer Followerin:

„Nachdem ich lange überlegt habe, hat mich der Versuch mit einem 5% öl umgehauen! Meine Beine waren so leicht! Die Fatigue lässt sich super damit einfangen! Keine Einschlaf-Probleme mehr und mein Körper hat sich angefühlt wie frisch geölt! Endlich habe ich das Gefühl, als Mama für meinen Kleinen voll da zu sein!"

- Dies ist ein Vorher-Nachher-Bild eines extrem entzündeten Beines, das vor allem äußerlich mit einer CBD-Creme behandelt wurde:

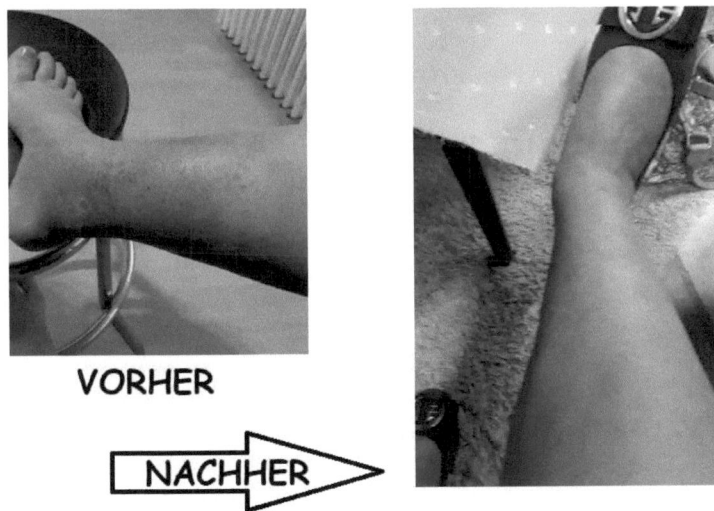

VORHER

NACHHER

Behandelt mit CBD-Creme!

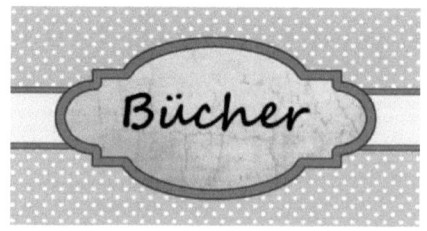

Die Bücher der Autorin:

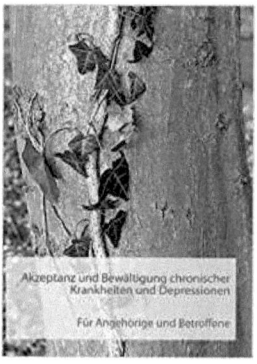

Bewältigung chronischer Krankheiten und Depressionen / Für Angehörige und Betroffene

Verlag: BoD
ISBN 9783739245331
228 (23 farbige) Seiten

BEWÄLTIGUNG einer chronischen Erkrankung, Bewältigung von Depressionen und der Umgang mit diesen: das ist das Thema des Buches. Die Autorin, selbst an MS erkrankt, nutzt ihre Erfahrung als erfolgreiche Bloggerin und den damit verbundenen vielfältigen Kontakten zu chronisch Kranken und bereichert das Buch mit fachlichen Informationen rund um Depressionen, über das Erschöpfungssyndrom (Fatigue), das auch bei vielen Krebspatienten auftritt und über chronische Krankheiten im Allgemeinen.

Sie zeigt Bewältigungsstrategien auf und untermauert diese mit wertvollen pädagogischen Erklärungen und vermittelt somit nicht nur Bewältigungsstrategien für schwer Erkrankte, sondern auch für das Leben an sich!

Ein besonderes Augenmerk liegt auf den Angehörigen chronisch Kranker – ihnen ist ein komplettes Kapitel gewidmet, denn die Erkrankung betrifft auch immer das soziale Umfeld des Betroffenen.

Ein Ratgeber für den Weg zu einem erfüllten Leben, untermalt mit vielen farbigen Fotos und Sprüchen.

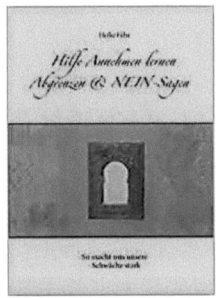

Hilfe Annehmen lernen Abgrenzen & NEIN-Sagen: So macht uns unsere Schwäche stark

Ein Wegweiser für alle, die auch mal NEIN sagen wollen und nicht wissen, ob man Hilfe annehmen kann oder lieber ausschlagen sollte! Möchte und kann ich Hilfe annehmen, wie viel kann ich anderen zumuten und wie steht es mit meiner eigenen Autonomie (Selbstständigkeit), wenn ich Hilfe annehme! Vor allem: Wie kann ich lernen "NEIN" zu sagen? Diesen Fragen widmet sich die Autorin, gibt viele praktische Tipps und Hilfestellungen, erklärt Hintergründe - mit Infos, Grafiken und Texten. Sie nimmt den Leser mit auf die Reise zu einem Leben in liebevoller Abgrenzung - auch mit dem Hintergrund chronischer Erkrankungen. Die Bestseller-Autorin von "Hallo MS" und vielen weiteren Begleitbüchern ist aktive, erfolgreiche und routinierte Bloggerin im Bereich Multiple Sklerose, da sie selbst seit 1994 daran erkrankt ist: Dies macht das Buch so authentisch!

ISBN-10: 3746088445, 9,99.-

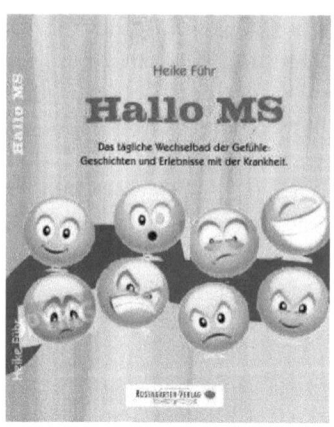

HALLO MS

MS: 2 Buchstaben, die eine vermeintlich geordnete Welt von heute auf morgen auf den Kopf stellen". So beschreibt Heike Führ den Tag ihrer Diagnosestellung. Wie sie ihren Alltag mit einer solch tückischen und bis lang noch unheilbaren Krankheit meistert, beschreibt sie vor allem mit viel Humor und reflektiert in einer gelungenen Mischung aus Problematisierung und Relativierung. Nie werden die Herausforderungen der Krankheit geleugnet und doch triumphiert immer ihr optimistischer Kampfgeist und zeigt eindrucksvoll und selbstkritisch ihren eigenen Weg der Lebensfreude. Die Autorin weigert sich zu resignieren und erzählt ihre kleinen Alltagsfreuden, gespickt mit den Unwägbarkeiten, die durch ihre MS-Symptome unweigerlich dabei sind. "Hallo MS": nicht mehr, nicht weniger. Ein Buch, das Mut macht und Hoffnung weckt, das Anteilnahme authentisch vermittelt, Hilfestellung für den Alltag gibt und sowohl Betroffenen, als auch Angehörigen einen Einblick in die emotionale Verfassung eines chronisch kranken Menschen bietet, Ängste und Sorgen aufzeigt, aber dabei immer nach vorne schaut und niemals vor Selbstmitleid trieft. Kurzweilig und sehr alltagsnah - somit für Jedermann interessant.

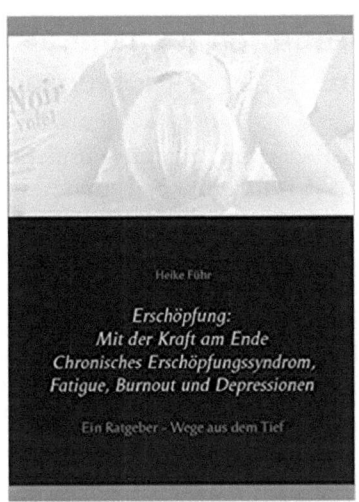

Erschöpfung: Mit der Kraft am Ende Chronisches Erschöpfungssyndrom, Fatigue, Burnout und Depressionen: Ein Ratgeber - Wege aus dem Tief

Müde, erschöpft und ausgelaugt? Erschöpfung ist ein häufig auftretendes Symptom, das viele Ursachen haben kann.

Meist tritt Erschöpfung vorübergehend auf - doch was kann man tun, wenn die Beschwerden länger anhalten und über eine "allgemeine Schlappheit/Energielosigkeit" hinausgehen?

Erschöpfung kann auch als Symptom von Erkrankungen auftreten. Woran erkennt man diese? Und was kann man dagegen unternehmen? Die erfolgreiche Bloggerin & Autorin gibt Infos, Tipps, Texte & Impressionen über CFS, Burnout, Depressionen, Fatigue und Erschöpfung!

Die Autorin berichtet u.A. authentisch über die grenzenlose Erschöpfung/Fatigue, da sie selbst an MS erkrankt ist, die Fatigue ihr Hauptsymptom darstellt und sie viele Kontakte zu chronisch Kranken hat!

180 Seiten, 9,99€

Intimität ist mehr als Sex –
Wenn SEX zur Nervensache wird...

Kaum ein Gebiet ist so intim, Scham – und Angstbesetzt, wie die eigene und die Paar-Sexualität. Und kaum etwas anderes in einer Beziehung macht uns so verletzlich. Dabei ist Sexualität eine wundervolle Möglichkeit, Nähe zum geliebten Partner herzustellen und zu halten, oder in schwierigen Lebensphasen nicht den „Kontakt" zueinander zu verlieren. Aber besonders wenn ein Paar mit der Diagnose einer chronischen Erkrankung, wie z. B. MS, konfrontiert wird, versteht man, wie wichtig es ist, sich gegenseitig zu begreifen. Hier hilft die Autorin mit Ratschlägen, die sie auf Grund vieler Recherchen und Interviews mit an „Multipler Sklerose" - Erkrankten führte. Aber auch für Singles hält die Autorin Vorschläge bereit! Alltagsnah und somit sowohl für „Gesunde" als auch für chronisch Kranke, ist dieses Buch ein Begleiter in Sachen Sexualität. Behutsam wird der Fokus auf das gegenseitige Verstehen und Vertrauen gelenkt und zeigt Gesprächs-Formen auf. Ein kurzweiliger und lebensnaher kleiner Ratgeber, der in keinem Haushalt fehlen sollte.
Taschenbuch: 68 Seiten - Verlag: Books on Demand; Auflage: 1 (24. September 2014) - ISBN-10: 3735793991

Die Reise zum Glück – Der Weg ist das Ziel

Ein Buch für alle Sinne – zum Anschauen und Genießen, zum Verstehen und Lernen.
Der Weg zum Glück –nicht als Wettbewerb, sondern mit Freude und Achtung der eigenen Persönlichkeit.
Dass Glücksempfinden auch mit einer chronischen Erkrankung möglich ist, zeigt Autorin Heike Führ noch zusätzlich mit liebevoll gestalteten Bildern, Zitaten, Texten und vielen wissenschaftlichen Recherchen auf.
Ein Buch für Gesunde ebenso wie für Gehandicapte – Entspannung pur, viele Anregungen und Tipps.
„Der Weg ist das Ziel" könnte das Motto des Buches sein – geht es eigentlich nur um das wahrnehmen der kleinen großen Dinge im Leben.
Buchdaten:
„Die Reise zum Glück"
204 Seiten (z. Teil farbig) / Verlag: BoD
ISBN: 9-783739-200897
12,99€

Hoffnung - vom Pessimisten zum Optimisten

Das Buch ist eine Fortsetzung des Buches „Die Reise zum Glück", ist aber ebenso getrennt davon lesbar. Es zeigt Wege auf, wie man zu sich selbst findet, sein Selbstbewusstsein stärkt und somit offen für das HOFFEN wird. Die Autorin setzt sich auf vielen Ebenen mit dem Thema Hoffnung auseinander und so ist ein Werk zum Lernen, Genießen und Anschauen entstanden, gewürzt mit vielen fachlichen Infos. Ein Buch für alle Sinne, optimistisch und zukunftsorientiert. Es ist für Gesunde ebenso wie für Gehandicapte geeignet. Entspannung und Bewusstwerden - Das ist das Ziel des Buches. Dafür sorgen Zitate, Energiebilder, eigene Texte und viele Impressionen.

148 Seiten
ISBN 978-3-7431-0181-4

UNSICHTBARE Symptome

Nach dem erfolgreichen Erstlingswerk „Hallo MS" und dem kleinen Ratgeber „SEXUALITÄT/Tipps bei chronischen Erkrankungen", nimmt sich die Autorin diesmal den „UNSICHTBAREN SYMPTO-MEN" der MS (Multiple Sklerose) an. Sätze wie „Du siehst gar nicht krank aus!", oder gut gemeinte Ratschläge, wie „Du musst Dich nur mal ordentlich ausschlafen", kann kein ernsthaft Erkrankter mehr hören. Heike Führ erklärt anschaulich die unsichtbaren Symptome der MS. Ihre Texte sind voller Emotionen, Optimismus, Lebensmut und auch Sarkasmus geschrieben. Sie beschreiben sowohl Betroffenen, als auch Angehörigen in aller Deutlichkeit, warum nicht sichtbare Symptome ebenfalls ein ernstzunehmendes Problem darstellen. Außerdem zeigt sie auf, wie kränkend es für Betroffene ist, wenn man diese Symptome nicht wahrnimmt und ihnen vor allem keinen Glauben schenkt. Nicht nur für MS`ler und Außenstehende, auch für viele andere chronisch Kranke ist dieses Buch Balsam auf der Seele.

Taschenbuch: 84 Seiten - Verlag: Books on Demand; Auflage: 1 (22. Januar 2015) - ISBN-10: 3734755646

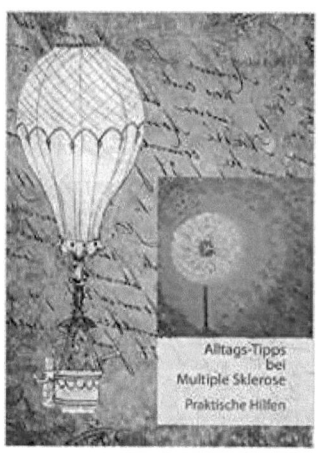

Alltags-Tipps bei MS / Praktische Hilfen

„Alltags-Tipps in vielerlei Hinsicht – das ist die Intention des Buches. Je nach Verlauf und je nach Ausprägung der „tausend Gesichter" der MS wird sich auch der jeweilige Alltag gestalten. Die routinierte Autorin gibt praktische Tipps zu Hilfsmitteln oder Alltags-Situationen ebenso, wie sie mit fachlichen Infos zur Seite steht. Ein Buch zum Lernen und auch Zurücklehnen, zum Schmunzeln und sehr hilfreich mit all den vielfältigen Anregungen. Für MS`ler ist es ebenso geeignet, wie auch für andere körperlich Behinderte.

Lebensnahe auf die Praxis bezogene Tipps bilden den Hauptteil. Sie rundet all dies mit ihren authentischen Texten rund um Behinderungen, wie beispielsweise Multiple Sklerose, ab und hilft damit sowohl Betroffenen, als auch Angehörigen enorm."

Buchdaten:
Autorin: Heike Führ
„Alltags-Tipps bei Multiple Sklerose"
Verlag: BoD, 128 Seiten
ISBN: 9783739224664
Euro: 7,99.-

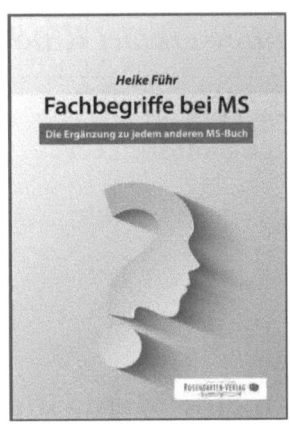

Fachbegriffe bei MS:

Dieses Büchlein ist ein Wegweiser durch den Dschungel der medizinischen Fachbegriffe und vor allem durch das Chaos der komplizierten Ausdrücke rund um Multiple Sklerose (MS). Aber auch viele andere chronisch Kranke werden hier ein sehr hilfreiches Nachschlagewerk finden.

Manchmal ist es einfacher, schneller und unkomplizierter, ein kompaktes Büchlein in der Hand zu halten, als sich durch viele verschiedene Bücher oder das Internet zu kämpfen. Deshalb ist das Buch einfach nur als Nachschlagewerk gedacht und befasst sich mit den gängigsten Begriffen rund um die MS. Von medizinischen Wörtern über psychologische Fachbegriffe und sonstige Therapien. Am Ende ließ es sich die Autorin nicht nehmen, noch einmal ein paar eigene Texte hinzu zu fügen. Diese passen perfekt zu ihrem 1. MS-Buch "Hallo MS", das ebenfalls im Rosengarten-Verlag erschienen ist. Außerdem passt dieses Lexikon der Fachbegriffe zu jedem anderen MS-Buch und ergänzt sie um ein Vielfaches.

Taschenbuch: 88 Seiten - Verlag: A.S. Rosengarten-Verlag; Auflage: 1. (3. April 2015) - ISBN-10: 3945015162

Smiley erklärt Kindern MS

Der komplette Erlös geht an
den Tierschutzverein Santorini e.V.

Taschenbuch: 48 Seiten - Verlag: Books on Demand; Auflage: 1 (24. Februar 2015) - ISBN-10: 373476730X

Wieso ist meine Mama immer so müde?
Smiley bellt HALLO MS und Fatigue

ISBN-10: 3743111608

EURO: 5,99.-

Fragen & Antworten rund um die MS:
Multiple Sklerose einfach erklärt

Die routinierte und erfahrene MS-Bloggerin und Autorin Heike Führ kennt aus unzähligen Gesprächen mit Betroffenen und deren Angehörigen die häufigsten Fragen, die sich zu Beginn einer MS-Diagnose oder im Laufe der Erkrankung auftun.

Und nicht nur Neuerkrankte fühlen sich unsicher - sogar „alte MS-Hasen" stehen immer wieder einmal vor Fragen und können sich ihre Symptome nicht erklären. MS ist die „Krankheit der 1000 Gesichter" und deshalb kann man, selbst wenn man jahrzehntelang MS hat, plötzlich einem neuen Symptom gegenüberstehen oder durch andere Umstände verunsichert sein.

Dieses Buch hilft im Alltag mit MS, beleuchtet alle wichtigen Sachverhalte rund um die MS und bereichert mit Grafiken und den gewohnt humorvollen, deutlichen und sehr authentischen Texten der Autorin, die selbst seit 1994 an MS erkrankt ist.

Was Sie schon immer über MS wissen wollten? Hier finden Sie es!

ISBN-10: 3744883477
EURO: 9,99.-

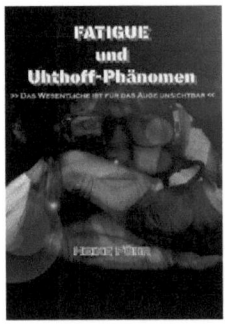

FATIGUE und UHTHOFF-PHÄNOMEN

MS (Multiple Sklerose) ist die Krankheit mit den 1000 Gesichtern. Autorin Heike Führ hat bereits 5 MS-Begleitbücher geschrieben und widmet sich hier jenen zwei UNSICHTBAREN Symptomen der MS, die sie aus eigener Erfahrung sehr gut kennt. Denn gerade die unsichtbaren Symptome schränken das Leben eines MS`lers ein, da sie man ihnen oft nicht glaubt. Die Fatigue und das Uhthoff-Phänomen belasten den MS- Alltag teilweise so allumgreifend und zerstörerisch, dass viele Betroffene bereits früh die Erwerbsminderungs- rente erhalten und ihr Leben nach diesen beiden Symptomen ausrichten müs- sen. Mit wichtigen fachlichen Infos und ihren Geschichten beschreibt die Au- torin diese beiden Symptome – einmal sachlich, dann wieder emotional und humorvoll. MS`ler werden sich in den Texten wiederfinden und Angehörige können endlich diese schrecklichen Symptome verstehen.

Bei Bestellung über (www.lesend-helfen.de) gehen 30% des Kaufpreises an die DMSG/ BAER (Kinder mit juveniler MS)

Taschenbuch 99 Seiten - Verlag: Esch-Verlag - ISBN: 978-3-95555-067-7

JUVENILE MS / Kinder mit MS
ISBN: 9 783739 228792

SMILEY – der kleine Frechdachs mag nicht duschen
108 z.T. farbige Seiten
ISBN 978-3-7392-4325-2

„Der Tanz durchs Leben"
284 zum Teil farbige Seiten
Verlag: BoD
ISBN 9783842350564

FREUNDSCHAFT
164 Seiten
ISBN 978-3-7412-3810-9

GEDÄCHTNIS-Störungen / Kognitive Leistungsstörungen bei MS
152 Seiten
ISBN 978-3-8482-2160-8

LOW CARB für UNTERWEGS
84 Seiten, ISBN 978-3-7386-1713-9

LOW CARB VEGETARISCH & schnell
92 Seiten, ISBN 978-3-7412-7127-4

LOW CARB Kuchen, Gebäck, Pralinen & Torten: Süßes: lecker und einfach!
84 Seiten, ISBN-10: 3743190575

Viele weitere Bücher gibt's auf www.multiple-arts.com/shop